苦しみのない人生はないが、
幸せはすぐ隣にある

小澤竹俊

GENTOSHA

誰かの支えになろうとする人こそ
一番支えを必要としています
――小澤竹俊

はじめに

二〇二〇年、春、新型コロナウイルス感染症（COVID-19）拡大のため、世界は甚大な被害を受けました。影響を受けた人は、感染でいのちを落とした人だけではありません。

仕事を失ったり、人間関係が壊れてしまったり、人生そのものが一から崩れてしまった人もいました。そのインパクトは、まるで世界中が戦争に陥ったほどの大きさがあります。

今まであたりまえであった一つ一つが、あたりまえでなくなりました。

学校に行くこと。仕事場に行くこと。友達と集まって騒ぐこと。大好きなアーティストのコンサートに行くこと。年老いた親が暮らしている介護施設に面会に行き誕生日を祝うこと……。

私たちは今まではあたりまえだった出来事が実はものすごく大切で、大事なことに気づきました。一方で、その希望が叶わない今は、絶望そのものに見えます。

どうしてこんな世の中になってしまったのだろう。
なんでこんな目にあわなくてはいけないのだろう。

どんなに泣いても過去には戻りません。どれほどお金を出しても、失ったものは戻ってきません。厳しい現実が、目の前に横たわっています。
では、この苦しみの中で、私たちはどのように生きていけばよいのでしょうか。
私は、永年、ホスピス・緩和ケアという医療の世界で仕事をしてきました。具体的には、まもなくお迎えが来る人とその家族の支援にあたってきました。

その中で、一つの言葉に出会いました。

「あなたが人生に絶望しても、人生はあなたに絶望していない」

この言葉は、第二次世界大戦下のドイツの強制収容所での壮絶極まる体験から、数々の生きるヒントを教えてくれる名著『夜と霧』を著したヴィクトール・フランクルが、生前語っていた言葉だそうです。

私は医療の現場で、たとえいのちが限られるという絶望の中にあっても、人は笑顔を取り戻す可能性があることを学び、そしてその援助を精一杯実践してきました。

それは一部の人が起こす奇跡ではありません。私たち全員が持つ可能性です。

しかし、この言葉を信じられない人もいるでしょう。笑顔になるには、苦しみの原因を克服しなければいけないから、と。もちろん、解決できる苦しみがあれば、最善を尽くし、苦しみを和らげるための最大の配慮をすることは大切です。

しかし、永年の医療の現場で学んだことは、どれほど最善を尽くしたとしても、**すべての苦しみをゼロにすることなどできない**という厳しい事実でした。

「苦しみがある限り笑顔になんてなれない」

まず、この固定観念をぶち壊しませんか？

次の文章は、二〇二〇年元日に話題となった西武・そごうの〝逆転〟広告文を参考に、コロナ危機を意識して私が書いてみたものです。

#固定観念をぶち壊そう

コロナ危機の中でも、人は笑顔になれる
私は、そんな言葉は信じない
どうせ解決できない苦しみがあれば、笑顔になんかなれるはずがない
それでも、みんなは勝手に言うであろう
専門的な知識がなくても、苦しむ人の力になれる
医療者ではなくても、苦しむ誰かの支えになれる

たとえ解決できない苦しみをかかえていても
たとえ時間を過去に戻すことができなくても
わかってくれる誰かがいたならば
その人にとっての尊厳が守られるのであれば
笑顔を取り戻すことは可能である
しかし、それは間違いだ
苦しんでいる人が笑顔になんて、なれるはずがない
知識のない私が、苦しむ人の力になれるはずがない
苦しむ人は、専門家に助けてもらえばよい
もう私にできることなど何もない
もはやこの世は絶望である

※この文章を、終わりから読んでみると、世界が変わります。

私は、多くの患者さんの最期に立ち会ってきました。一人一人、その人生は異なるものです。中には振り返りたくない人生を歩んできた人もいます。

それでも、私は、人生の最期を迎えるとき、一人の人間としての尊厳を大切に、誇りを持った時間が過ごせるように対応したいと思い、診療にあたってきました。

人は、どんな人生を送ってきたとしても、笑顔を見せる瞬間があります。その瞬間には、よいことも悪いこともすべて認め、わかってくれる「誰か」の存在が欠かせません。

たとえ今が絶望に思えても、希望の光を見出す可能性は必ずあるのです。

そのような思いを込めて、この本を皆さんに届けたいと思います。

小澤竹俊

苦しみのない人生はないが、幸せはすぐ隣にある

目次

第二章
幸せはあなたの隣にいる
行動

第三章

絶望の中にいる人へ どう声をかけるか

実践

装丁　田中和枝（フィールドワーク）
DTP　美創
カバーイラスト　PIXTA

第一章

苦しみのない人生はない

認知

これでよい（Good Enough）と自分を認めよう

二〇二〇年は、歴史的な年となりました。

新型コロナウイルス感染拡大のため、不要不急の外出が自粛され、楽しみにしていた様々な出来事がことごとく中止となりました。

長い時間とお金をかけて準備してきた労苦が、一瞬で泡と消えてしまう理不尽で不条理な思いは、とても言葉になりません。本当はもっと仕事がしたかった。

しかし、現実は仕事ができなくなってしまった。

なぜ？　どうして？

どんなに叫んでも厳しい現実は目の前から消え去りません。

私は、いのちが限られた患者さんとその家族の苦しみに永年携わってきました。

いのちが限られた人の苦しみも同様です。

もっと元気に仕事をしたかった。もっと長生きして、子どもたちの成長を見守りたかった。しかし、こんな病気になってしまい、もう長く生きることができない。なんで、私だけこんなに苦しむのだろう？　家族に迷惑をかけるばかりでつらい。

こんなにつらいのなら、いっそのこと、早くお迎えが来ないだろうか……。

人は、苦しみが大きいとき、自分のことを認めることができなくなります。

特に家族や友人や、他の誰かに迷惑をかけることを嫌います。

この苦しんでいる人に、医療者がわかりやすく苦しみの原因を説明しても、あるいは、親しい友人が頑張れと心から励ましても、笑顔にはなりません。かえって、あなたには私の気持ちがわかってもらえないと、苦しむ人は、心を閉ざしてしまうことでしょう。

役に立たない自分、何もできない自分。

そんな自分を認めることなど、はたしてできるのでしょうか？

答えは、イエスです。限られたいのちと向き合った、数多くの患者さん・家族から、私はそれを教わりました。たとえ、役に立たない、何もできない自分であったとしても、人は**「これでよい」**と自分を認めることができるのです。

自分を認められた一人の女性をご紹介します。

その人と最後に会ったのは、二〇一八年四月二十三日でした。その日の早朝午前三時十九分、私がご自宅で最後の診察、つまり死亡診断をしました。

名前は、ペンネームでNanaさんと紹介します。最後に会ったときのNanaさんの表情は、とても穏やかでした。

それは、もう苦しむこともなく、人に迷惑をかけることもなく、限られた人生であったとしても、充実した時間を過ごされた証《あかし》に見えました。

Nanaさんと最初に在宅医療で出会ったのは前年二〇一七年の十月です。ですから、約半年間の在宅療養を支援していたことになります。

Nanaさんは、とにかく人に頼ることが嫌いで、自分で自分のことを行うことを信念に生きてきました。そのNanaさんが、がんと診断されたのは、訪問診療が始まる五年前のことでした。進行がんと診断され、手術、抗がん剤の治療を受けていましたが、再発し、徐々に治療が難しくなりました。

やがて仕事もできなくなりました。一人暮らしでしたので、生活はとても厳しいものでした。

最初にお目にかかったときは、かなりの痛みをかかえていました。いくつかの処方を変更して、身体的な苦痛はすぐに和らげることができました。しかし、彼女の表情は暗いままでした。

自分が自分でなくなっていく。周囲の人たちに迷惑をかけたくない。こんな体なら、はやくこの世から消え去りたい。

暗い思いが、Nanaさんの心に重たくのしかかっていました。

永年の緩和ケアの経験を積んでいた私でも、Nanaさんのこの苦しみを和らげることはきわめて困難でした。どれほど心を込めて耳を傾けても、笑顔を見せることはありませんでした。

そこで、一つのお願いをしました。

「今までNanaさんが生きてきた人生で、学んで来たこと、重要と思うことを、これから社会に出て行く子どもたちに伝えていただけませんか？」

私が永年、子どもたちに「いのちの授業」を行ってきたこと、その経験から、Nanaさんのメッセージが、きっとこれから多くの人たちの心に届く可能性があると伝えたのです。

Nanaさんは、一晩考えて、次のような詩を書いてくれました。

『病がくれた勇気／カラー』

苦しみは、一人でがんばらなければいけないと思い込んでいた。
わたしの目に映る景色はモノクロだった。
でも、ある日、ほんの少しの〝勇気という一歩〟を踏み出すことで、
あたたかな手を差しのべてくれる人たちがこんなにも
たくさんいることに気がついた。
その瞬間、わたしの目に映る景色に色がついた。
わたしが、あなたが生きているこの世界は、
明るく・あたたかく・無限に優しい。
だから、一人でがんばらないで。
声にだして仲間を呼ぼう。
ほんの少しの勇気をだして。
この世界が七色に輝きだすから。

Nana

私は、本人の了承をえてこの詩をＳＮＳで紹介しました。すると、全国からたくさんの励ましのメッセージが届きました。

Nanaさんは、そのメッセージ一つ一つをていねいに読んでいました。

すると、Nanaさんの表情が一変しました。まさに奇跡としか思えませんでした。あれほど心をかたくなに閉ざし、はやくこの世から消え去りたいと言っていたNanaさんが、満面の笑みを見せてくれたのです。

たとえ日に日に弱っていく体であったとしても、誰かの役に立てると思えたならば、気持ちは変わります。今まで気づかなかった自分に気づき、こんな自分でも誰かの役に立てているという実感は、生きる意味を見出すきっかけとなります。

その喜びは、その人と周囲の人を明るく照らします。

しかし、誰かの役に立つという考えがまったく通じないこともあります。

特に人一倍責任感が強く、他人にも自分にも強く生きてきた人にとって、それまでと同じような役割を果たせないときの絶望感は、きわめて深刻です。自分が自分でなくなる苦しみには、どれほどの励ましも慰めもまったく通じません。

実はNanaさんは、その一人でした。かたくなに心を閉ざし、自分を責め続けていました。

では、なぜNanaさんは笑顔になったのでしょう。

私は、先ほどの詩が、誰かの役に立てただけではなく、自分と同じような苦しみを持った人たちとのつながりを生んでくれたことも、大きな影響を与えたと感じています。

Nanaさんにとっての本当の自分とは、仕事をして、生活するお金を自分の力で稼ぎ、人に頼らないで生きていくことでした。しかしそれが一つもできなくても、そんな役に立たない自分の存在をまるごと認めてくれる誰かとつながることができた。

そのことが、新しいNanaさんに生まれ変わる力となったのです。

役に立てることは、大切です。私も医師として、誰かの力になりたいと願い、資格を取り、現場で学びながら現在に至ります。誰かの役に立てれば、よくできました（Very Good）と、自分に言い聞かせることができます。

しかし、臨床の現場で学んだことは、すべての苦しみをゼロにすることはできないという厳しい現実でした。解決が難しい苦しみを前に、役立たない、何もできない自分がいます。

でも、そんな役に立たない自分のことを、これでよい（Good Enough）と認めてくれる、多くのつながりに気づきました。自分自身の弱さを認めるからこそ、多くのつながりに気づき、歩き続けるたおやかな力になります。

どうか皆さん、苦しいときは、一人で頑張らないでください。

一人でしか頑張れないとき、きっとあなたはモノクロの世界の中でもがき続けていることでしょう。

でも、つらいとき、苦しいときこそ、そばで伴走してくれている誰かの存在に気づいてほしいのです。

これでよい（Good Enough）と思えるのは、単なる開き直りではありません。たとえ役に立てない自分でも、自分の苦しみをわかってくれ、自分の存在をまるごと認めてくれる誰かとのつながりが大切になります。

どうか皆さんの一人一人が、苦しむ誰かにとって、そのような存在になれますように。

どこかであなたは
誰かの支えになれる

順調に仕事をして、あたりまえの生活を送っているとき、人は、一人で暮らすことがとても快適です。誰にもしばられることもなく、自由に過ごすことができます。

ところが、どうしようもないほど大きな困難が目の前に現れると、状況は一転します。

自分には、守るべき家族がいない。自分の支えとなる仲間もいない。今の自分には、支えとなる何かなんて、何もない。

今まで一人で自由だった生活が一変して、急に世の中にたった一人取り残された孤独感にさいなまれる人もいます。

ある人は勝手に言います。「あなたには、支えがあります」と。

しかし、絶望の暗闇で、これから歩いて行く道がまったく見えない人にとって、その言葉は心に響きません。

私は、それでも人は笑顔になれることを信じています。なぜならば、たとえあなたに支えとなる誰かがいなかった（見つからなかった）としても、あなたは誰かの支えになれるからです。

Mさん（四十代、女性）の書いた文章をここで紹介します。

Mさんは、乳がんと診断され、検査と治療方針を探る日々の中で、骨シンチと超音波の検査を受けに病院に行きました。

そのときの心と体の状況を描いたのが次の文章です。

X年十二月

髪が抜け落ちることよりも　乳房ひとつなくすほうが　やっぱり悲しい

全摘しようとおもっていたけど

悪あがきで、もう一つみつかった　しこりの生検をすることにした

結果次第で術式が変わる
術前化学療法かとおもったら
手術が先でも予後は同じらしい

でも、お母さんになるのは　むずかしいだろうな…

持病の甲状腺は採血すると　いつも流産のリスクが高い数値だし
術後の化学療法で生理はとまるし　温存なら放射線治療もついてくる
年齢から、諦めなきゃならないだろう

お嫁さんはどうかな　全摘になったとしても、

片乳でも愛してくれるひと　みつかればいいけど

がんになって　誰のためにも生きられない　つらさを痛感した

子どもや家庭、　パートナーがいたら　生きなきゃとおもえたのかも知れないけど
わたしには誰もいないもの　寂しいがますます苦しい

きょうは生検のまえに骨シンチと腹部超音波の検査をした
待ち時間の最中に　調べコーナーという場所で　小澤竹俊先生の本をみつけた

ひらいたページには

「あなたに支えがいなかったとしても、あなたは誰かの支えになれる」

そう書いてあった

がんになって初めて　ひとめをはばからず涙が溢れてきた
いちばん泣けた

*

たとえ、自分に支えがないと感じていても、私たちは誰かの支えになれるのです。やがて、そのつながりから、それまで気づかなかったご自身の支えにも気づけることでしょう。

あなたは、誰かの支えになることができます。

たとえどんなあなたであったとしても。

希望の灯《あかり》とは励ましや勇気づけの言葉ではない

苦しみのあまり自暴自棄になってしまう人がいます。

もう何もかも嫌になった。失うものなどない。もう人生は終わりだ。家族を失い、仲間を失い、仕事を失い、あとは自分のいのちを捨てるだけだ――。

私は、いのちに関わる仕事を通して、様々な人に出会ってきました。

七十代の男性Ｔさんは、農家の長男として、家を継がないといけないと両親から言われてきました。

しかし、どうしても農家の仕事は、自分の性格にあわないと感じて、高校を中退して、田舎を飛び出し、都会で仕事を転々としながら生きてきました。

どの仕事も長続きせず、一度は家庭を持ちましたが、二人のお子さんと奥様と別れて、再び単身となりました。

やがてＴさんは年をとり、わずかな年金だけを頼りに古いアパートで暮らしていました。そして、七十歳を過ぎたある日、末期がんと診断されました。入院を希望せず、じっとそのときが来るのを待つ毎日でした。

最初に訪問診療に伺ったときの様子は、とても印象的でした。


「もう自分の人生は終わりだ」

「もうはやくおしまいにしたい」

「はやく楽になれる薬はないのか？」


一方的にご自身の苦しみを訴えるばかりです。

皆さんであれば、Tさんにどのような声をかけますか？

ある人は、こう言うかもしれません。

「まだ人生はやり直すことができる。生きていればきっとよいことがある。弱気になってはダメだ、頑張ればなんとかなる」

しかし、私の経験からすれば、そのような言葉は苦しむ人の心には響きません。

「簡単に言うなよ、おまえは元気だろう。俺の気持ちなんて、おまえにわかるわけない！」

そう怒鳴られるのが関の山でしょう。絶望としか思えない状況の人が、暗闇の中で灯を見つけることができるのは、励ましや勇気づけではないのです。

自分自身の苦しみをわかってくれる誰かの存在なのです。

たとえ過去に、どんな人生を歩んできたとしても。

たとえ今が、どれほどひどい状況であったとしても。

たとえ将来が、いのちが限られていたとしても。

自分自身の苦しみそのものをわかってくれる誰かがいたならば、不思議ですが、マイナスの気持ちだけではなく、何か言葉では言い表せないプラスの気持ちが芽生えてくるものです。

不安、心配から、安心、安寧へ。
怒り、悲しみから、笑顔、感謝へ。

何か特別な魔法があるわけではありません。しかし、永年、看取りに関わってきた経験から、私はこう思います。人は、自分の苦しみをわかってくれる誰かの存在がたった一人いるだけで、世の中が違って見えてくるのだと。

私は、Ｔさんの思いをていねいに聴きました。

思えばわがままに生きてきた人生であったこと。父親と折り合いが悪く、田舎を飛び出してきてしまったこと。曲がったことが嫌いで、人から指図されることも嫌いであったこと。それでも、自分を曲げてまで生きるよりは、誇りを持っていたこと……。

故郷の話を伺っていると、それまで見せなかった笑顔を見せました。

時間は限られていましたが、人生の最期の一ヶ月、Tさんは、私の目には幸せそうな表情に映っていました。

皆さんには、わかってくれる誰かはいますか？

人は、たとえ絶望の暗闇の中であったとしても、わかってくれる誰かが一人いるだけで、小さな灯を見つけることができるのです。

与えることは、与えられること

人は苦しいとき、他の誰かに怒りをぶつけ、自らを傷つけることがあります。苦しければ、苦しいほど、イライラしたり、気持ちが穏やかでなくなるものです。

母親として、もっと子どもに優しい言葉をかけてあげたいと頭ではわかっていても、散らかっている子ども部屋、想像をこえるほどの悪い試験の成績などを目の当たりにして、つい声を荒らげてしまう人がいます。

娘として、もっと介護を必要とする母親に、温かな言葉をかけなくてはいけないとわかっていても、何度も繰り返し同じことを聞いてくる母親に、きつい言葉が出てしまうことがあります。

では、苦しいときには、どうしたらよいのでしょう？

もし、あなたが苦しんでいて、この苦しみから抜け出したいと思うのであれば、わかってくれる誰かを探すことです。わかってくれる誰かとは、励ましたり、アドバイスをしたりする人ではありません。

苦しむ人の話をていねいに聴いてくれる人です。

たとえ絶望の中にいたとしても、わかってくれる誰かとのつながりは、人が生きていくための大きな力となります。

その上で、私はもう一つ提案をしたいと思います。

それは、他の誰かが笑顔になるような何かを与えることです。

「**与える人は、与えられる**」

つまり、自分の何かを他の誰かに与える人は、一方的に与えているようで、実は、いろいろなことを、与えられるのです。

ただしそれはGive & Takeという意味ではありません。

サービス業として、何かサービスを提供したら、報酬が与えられるという意味ではありません。

ここでいういただくものは、どちらかというと、目に見える報酬ではなく、目に見えない報酬です。

六十歳となり定年を迎えたFさんは、急に元気がなくなってしまいました。今まで勤勉に働いてきたFさんにとって、会社に行かない人生は、何をしてよいかわからない毎日だったのです。

家族から新しい趣味を探すように勧められても、まったく心は動きません。図書館に行っても読みたい本は見つからず、地域のサークル活動を紹介されても、心は動きません。

生きがいを失ったFさんは、しばらく家に引きこもってしまいました。

そんなとき、近所の知人から、子どもの通学路の交通安全を見守る指導員の手伝いをしてほしいと依頼がありました。はじめはあまり気がのりませんでしたが、他に人が見つからず困っていると嘆願され、断ることができませんでした。

几帳面なFさんは、いつも決まった時間に子どもたちの通学路に立つようになりました。交通量の多い道路の交差点で、信号待ちをする子どもたちから、おはようと声をかけてもらえるようになりました。

いつも登校する子の顔が見えないと、とても気になりました。「風邪で休んでいる」とその子のお姉さんから教えてもらうと、「はやく風邪が治るように」と、祈るようになりました。

数日後に快復したその子の顔を見て、自分ごとのように嬉しくなりました。

やがて、春が来て卒業した子どもたちが、中学校の制服を着て通るとき、Fさんに声をかけてくれます。

そして、会社を定年で辞めてから十年が経ちました。

交通指導員としての仕事は、それまで会社で働いていた以上に、Fさんに大きな影響を与えました。その仕事を通じて、地域の子どもたちの成長を肌で感じ、見守ることができると感じたからです。今ではFさんの生きがいとなりました。

Fさんは、子どもたちから、目に見えないほどの喜びを分けてもらいました。

それは、Fさんが与えたものよりも、はるかに大きなものでした。

与える者は、与えられます。

もし、自分がとても苦しいと感じたとき、わかってくれる誰かの存在は欠かせません。そのわかってくれる誰かとのつながりを持ちながら、私たちの持つ何かを、誰かに与えてみませんか？

皆さんの中には、私には与えるものなど何もないと思う人もいるかもしれません。誰かに寄付できるだけのお金もない。誰かの力になれる専門的な知識もない。私にできることなど、何もない……と。

本当に、何もできないのでしょうか？

与えるということは、何もお金や物を困っている人たちに寄付してくださいという意味ではありません。与えるということは、誰かを思うことから始まります。たとえどんなに小さなことでも、たとえどんな相手であったとしても、与えることが、今まで気づかない大きな恵みとして、心を満たしていくことでしょう。

与える人は、幸いです。与えた以上の恵みが与えられるからです。

あなたの、ほんの少しの優しさでよいのです。

苦しむ人が増えていく時代、何気ない優しさの積み重ねが大切になります。その一つ一つの優しさが、やがて社会を明るく照らしていくことでしょう。

人は、
誰かを思うとき、
強くなれる

いのちに限りがある人との関わりから学んだことの一つは、誰かのことを思い、気づかう人は、たとえ困難や苦しみの中にあっても、心豊かに生きていくことができるということでした。

Sさん（八十代、男性）を紹介します。

Sさんは、地元で食品を加工するお店を経営しながら、永年民生委員として活動してきました。小さい頃から育ってきた地元の商店街が大好きで、自治会の役員や、地元のお祭りのお世話なども、積極的に引き受けてきました。

ところが八十歳を超えたある日、難治性の肺がんと診断されました。やがて衰弱は進み、ベッド上での生活となりました。一人で歩くことも立ち上がることもできません。それでも、訪問診療のときに見せる表情はいつも笑顔がありました。それは、いつも、街の誰かのことを気にかけていたからです。

Sさんは、自分のことよりも、家族や商店街の友人のことをいつも気にしていました。その思いは、家族にも友人たちにも伝わっていました。やがて、静かにお別れのときは来ましたが、誰かを思い続けるSさんは、最期まで、心穏やかにご自宅で療養することができました。

Sさんが穏やかに過ごすことができたのは、Sさんに、強い精神力があったからではありません。誰かを思うことで、Sさんが、多くの人から支えをいただいていたのです。与えることは、与えられることなのです。

誰かとは、目で見え、手で触《ふ》れられる人とは限りません。亡くなった誰かであったとしても、思いを寄せることは可能です。

東日本大震災で被災されたときには、お母さんのお腹の中にいて、その後に生まれた奥田梨智《りさと》さんが、震災で亡くなったお父さんを思って「あいたいよ　パパ」という詩を書きました。その詩をご紹介します。

「あいたいよ　パパ」

奥田梨智

パパ　あのね
つなみのときは
ママと
ママのおなかのなかのわたしを
まもってくれてありがとう

パパ　あのね
パパがてんごくにいったあと
七月十二日に
わたしが生まれたよ

パパ　あのね
わたしは　もう
一年生になったから
しんぱいしないでね
お空の上で
ずっと生きていてね

パパ　あのね
ママからきいたよ
パパは
テニス　やきゅう　スキーが
すごく　じょうずだって

とってもかっこいいよ
パパ　あのね
ママとおねえちゃんは
かみをかわいくむすんでくれるよ

パパ　あのね
ばっぱは
おんせんにつれていってくれるよ
おりょうりもおいしいよ
じっちは
わたしがすきな二チャンネルを
見せてくれるよ

やさしいからね

ぴいちゃんは
いつも　わたしのめんどうを
みてくれるよ
こんどは　わたしが
ぴいちゃんのめんどうをみるよ

パパ　あのね
ママに　ときどき
しかられるときもあるけど
パパのしゃしんのまえにきて
「ママにしかられたあ。」

とはなすと
パパのこえがきこえてきそうだよ

パパ　いま
どこのお空にいるの
おうちの上のくもの上かな

あいたいよ　パパ

（「作文宮城」67号所収）

小学校一年生になった梨智さんが、亡くなったお父様に思いをはせ、言葉をかける姿は、詩を読む人の心を動かします。

これからも、人生の様々な場面において、嬉しいときも、悲しいときも、苦しいときも、亡くなったお父様は、娘さんのことを見守っていることでしょう。

そして、その思いを感じながら、お父様に思いを寄せて生きていくことができれば、折れない心を持ち、たおやかに生きていくことができるのではないでしょうか。

人は、誰かを思うとき、強くなれます。この誰かとは、決して人とは限りません。庭の花に水をあげることも、散歩している犬に声をかけることも、そして、人を超えた存在に感謝の気持ちを持つことも、大切なことです。

皆さんには、気づかう誰かはいるでしょうか？

誰かを思うとき、あなたはきっと優しく、そして、強くなれることでしょう。

愛の反対は、
無関心です

新型コロナウイルスに感染すると、その重症度によってホテルでの隔離か、病院へ入院して治療を受けるか、療養場所が変わります。

共通することは、自由に外に出られないことです。

もし皆さんが、何かしらの理由で自由に部屋の外に出られない状況に陥ったら、どんな思いになるでしょうか？　散歩をすることも、集まってわいわいしながら食事をすることもできません。一日や二日だけであれば何とか我慢もできるかもしれません。しかしそれが二週間となれば、精神的には、かなりの負担になることでしょう。

二〇二〇年一月二十九日、新型コロナウイルスが蔓延する中国・武漢市からチャーター機で帰国した第一便の人たちは、飛行機内に感染者がいたこともあり、千葉県勝浦市内のホテルに滞在することになりました。

百九十一人の滞在者に対して部屋は百四十しか用意できませんでした。外出はできず、洗濯も各部屋で行い、食事はお弁当です。共有部分である大浴場も廊下も使用は禁止されました。

自由を奪われる苦しみは、怒りとなります。そして、その矛先は担当した行政のスタッフに向きました。そして、二月一日に犠牲者がでました。自らの命を絶たれたのです。

社会的な過ちを犯し、その罪のために自由を奪われるのではありません。今まで普通に生活をしていたにもかかわらず、自由を奪われ苦しむ人がいます。苦しむ人の力になりたいと願いながら、力になれず、かえって罵声をあびせられる人がいます。

新型コロナウイルス感染拡大は、まさに私たちに大きな試練を与えました。

絶望にも思える状況の中で、苦しんでいる人は笑顔になれるのでしょうか？

いのちに限りがある人との関わりで学んできたことの一つは、苦しんでいる人は、自分のことを気づかってくれる人の存在が重要になるということでした。ちょうど良い距離を保ちながら、気づかってくれる誰かの存在は、孤独感や疎外感から解放される一歩になります。

当時のホテルの中は、混乱をきわめていたと思います。その中で変化があったのは、地元の人たちからの応援でした。

とはいえ、見えない感染との闘いの中では、直接の交流はできません。そのため、ホテルの前にある砂浜に応援メッセージが書かれました。

その様子は館内放送で紹介され、滞在者の人たちの目に留まることとなります。そして竹灯籠の点灯や和太鼓演奏、地元中学生からは直筆メッセージなど、支援の輪が広がります。もちろん施設内では直接、ホテルの人たちや行政の人たちからの様々な配慮がなされたことでしょう。

これらの温かな思いが、半月にわたる限られた自由という苦しみを乗り越える力の一つになりました。

私たちは、地域で苦しんでいる人に気づいているでしょうか？

一番悲しいことは、地域で苦しんでいる人たちに無関心でいることです。みんなが苦しんでいる中で、自分のことで精一杯という人もいるでしょう。とても他人のことを思いやることなんて、できないとあきらめる人もいるでしょう。

それでも、誰かを気づかい、思いを寄せることはできます。

「愛の反対は、無関心です」

これはマザー・テレサの有名な言葉です。できることはたとえ限られていたとしても、誰かを想うことから、地域のコミュニティは形成されていきます。

その小さな思いの積み重ねが、やがて大きな力になっていくことでしょう。

私たちにできることがあります。何気ない気づかいや、何気ないあいさつの一言が、心に染みいることがあります。その温かさが、今求められています。

本当の幸せは身近なところにある

普段の何気ないあたりまえの生活が、一変することがあります。二〇二〇年に世界で蔓延した新型コロナウイルスの騒動もその一つです。

何事もなければ二〇二〇年の春には日本全国に聖火リレーが走り、七月には東京でオリンピックが開催される予定でした。しかし、二〇二〇年三月になり事態は一変します。外出が自粛となり、人・物・お金の動きが停滞しました。学校は全国で一斉休校となり、緊急事態宣言の発令となりました。

そして、今まであたりまえであった街中の人の気配が消えてしまいました。

いろいろな自由が奪われて気づくことがあります。

何気ないことが、実は幸せだったということです。

苦しいからこそ、気づくことがある。

このようなエピソードは、実は昔から語り継がれてきました。

その代表例の一つとして、モーリス・メーテルリンクの童話『青い鳥』を紹介しましょう。

貧しい二人の兄妹、チルチルとミチルは、クリスマスの前夜に魔法使いのおばあさんから青い鳥を見つけてほしいと依頼されます。

そして二人は、魔法使いのおばあさんからもらった、いろいろなものが見えるダイヤモンドを武器に、青い鳥を探す旅に出ます。思い出の国、夜の部屋、幸福の花園、未来の王国などを旅して回ります。

それぞれの国での冒険は、非常に示唆に富んでいます。

思い出の国では、亡くなったおじいさん、おばあさん、そして兄弟たちに再会します。祈ることは、思い出すこと。思い出すことは、心の中で生きていること。まるでグリーフケアに通じるような大切なエッセンスが描かれています。しかし、二人が見つけた青い鳥は、黒くなってしまいました。

夜の部屋では、夜が青い鳥のいる部屋の鍵を渡したくない思いから、幽霊、病気、戦争、陰と恐怖という部屋があり、その部屋の鍵をあけて悪いことが起きても、私のせいではないと、二人をおどかします。二人は、ついに青い鳥を手に入れますが、その鳥は、お日さまの光の中では生きられず死んでしまいます。

最も印象的なエピソードは「幸福の楽園」です。

人間の目で見える、この世で一番太った幸福たちとして、金持ちの幸福、ものを所有する幸福、満足したみえっぱりの幸福、のどがかわいていなくても飲む幸福、おなかがすいていなくても食べる幸福、なにも知らない幸福、なにもわからない幸福たちが登場します。そして、毎日のように宴を開いて、楽しみ、飲み食いしています。

ところが、二人が魔法のダイヤモンドを回すと、大饗宴のテーブルは、あとかたもなく消えてなくなります。すると、太った幸福たちの衣装や壁飾りは、すべて剝がれ落ちます。自分たちが実際には、みにくく、なさけない姿であることに気づきます。

身を隠すために逃げようとしますが、光り輝く庭園には、もはや隠れる木陰はありませんでした。そして不幸たちが住む洞くつの幕をくぐろうとします。

同じ場所にいるのに、以前と違ったように見えるのは、物事のほんとうの姿が見えているからですよと、指南役の光は、二人に伝えます。

最後に、二人は自分たちのみすぼらしい部屋で夢から目覚めます。するとム、二人が飼っていた鳩が、実は青い鳥であり、何気ない生活一つ一つが幸せであることに気づいていきます。

そして、青い鳥は、歩けなかった女の子が歩けるようになる奇跡を起こす、幸せを呼ぶ力を持つことに気づきます。

しかしその鳥は、逃げていってしまうのです。

本当の幸せとは何でしょう。

本当の幸せとは、私たちの生活の中に潜んでいます。あたりまえのこと、何気ない一つ一つが、実は大いなる幸せです。

しかし、日常に埋没していると、その身近な幸せには気づかないまま時が流れていきます。やがて、何かを失おうとするとき、本当の幸せが見えてきます。

私たちは、実は幸せと隣り合わせにいるのです。


苦しいときは、本当の幸せに気づくチャンスです。

苦しいからこそ、本当の幸せに気づくとすれば、悪いことだけではありません。

ただ一つだけ注意が必要です。本当の幸せに気づくのは、何かを失う直前のことが多いからです。

誰かを失い、大切な何かを失ってからではなく、何でもないような、あたりまえの生活の中でも幸せに気づく私たちでありたいと願います。

苦しみと向き合う

私たちの人生は、決して平坦ではありません。どれほど心を込めて準備していたことでも、中止にしなくてはいけない時があります。どれほどお金をかけて企画を進めても、想定外の出来事のため、すべてを失うことがあります。

一方、皆さんの中には、自分がとても恵まれていて、特に自分には苦しいことはほとんどないと感じる人もいるかもしれません。

そんな人は、次の問いを考えてみてください。


「あなたはイライラすることはありますか？」


もし、この問いに「ある」と答えた人は、何かしらの苦しみを心の中に持っている可能性があります。

イライラ、つらい、悲しい、さみしい、切ないなどの気持ちを負（マイナス）の気持ちと言います。そして、その負の気持ちの原因を探ると、その人の苦しみが見えてきます。

私は、医師として永年、苦しむ人と関わってきました。

私が専門とする領域は、ホスピス・緩和ケアです。今でこそ早期からの緩和ケアとして、治療の開始から痛みなどの苦痛を適切に和らげる時代となりましたが、私が担当する多くの患者さんは、いのちが限られた苦しみをかかえた人たちです。

そこでは、何気ない患者さん・家族の持つ苦しみに気づく感性が求められます。

では、どうしたら、相手の苦しみに気づくことができるのでしょう？

一つのヒントは、苦しみは、希望と現実との開きから生じるということです。

こうありたいという希望と、実際にはそうではないという現実、その開きが大きいと、苦しみは大きくなります。

まだ医師になって二年目のことです。消化管の難病と併発する難治性の心不全の七十代の男性を担当しました。

入退院を繰り返されながら徐々に病状は悪くなっていきます。有効な治療方法はないと頭でわかっていながら、なんとか力になりたいと心から願っていました。最新の文献を集め、何か新しい治療が見つからないかと探しました。一日に何回も部屋に伺い、診察を行いました。

しかし、

「まだ生きていたい、孫の成長をまだ見守りたい、やり残したことがある、なんでこんな体になったのだろうか？」

その問いに答えることができませんでした。

力になりたいと思えば思うほど、足が遠のき、力になりたいという自分自身が苦しくなりました。

そして、ある朝、その人は帰らぬ人となりました。

国家資格を取り、専門的な知識を学び、力になりたいと心から願っても、医師が関わることができるのはほんのわずかなことです。医師になって学んだことの一つは、所詮医師といえども一人の弱い人間にすぎないということでした。どんなに真面目に生きていても、どれほど準備をしていても、うまくいかないことがあります。希望を失い、行き先が見えず、絶望の真っ暗闇の中で、なんで私がこんな目にあわなくてはいけないの！　と叫ぶ人もいるでしょう。

どんな人生であっても、苦しみのない人生はありません。そして、なぜ苦しむのかという問いに対して明快に答えることができる人は、誰もいません。厳しいけれど、これが現実です。

しかし、どれほど絶望的な状況であっても、希望の光を見出すことができます。それは、決して一部の人だけが成し遂げることのできる奇跡ではありません。

私たちすべての人がその可能性を持っています。

そのためには、まずは苦しみを認めないといけません。

どんなに成功を収めてきた人も、過去を振り返れば大きな失敗が一つや二つはあるものです。

そのときは、とてもつらいことではありますが、まずはしっかりと目をそらさずに、苦しみがあることを認め、向き合うことが大切になります。

絶望に慣れることは、
絶望そのものよりも悪い

二〇二〇年四月に出された緊急事態宣言は二ヶ月ほど続きました。この間、不要不急の外出が制限され、そしてステイホームが合い言葉になりました。増え続ける新規感染者を抑えるために、外出を控え、三密を避けることが求められました。新規感染者が爆発的増加（オーバーシュート）を起こすことで生じる医療崩壊を防ぐためには、仕方のない施策でした。

しかし、経済への影響はきわめて甚大です。

外食産業、旅行業界をはじめ、いろいろなところで人・物・お金の流れが止まりました。それでも毎月の人件費・テナント代・リース代は支払わないといけません。楽しみにしていたイベントが中止となり、家族旅行が中止となり、生きていくためにお店を営業したくても自粛をしなくてはいけません。

いつになったら元の生活に戻れるのか。この苦しみはいつまで続くのか。先の見えない閉塞感は、人を絶望に陥れていきます。

あまりにも苦しみが大きいとき、苦しみを和らげるために、嬉しい、楽しい、悲しいという心の動きが鈍くなり、何も感じなくなる人がいます。

一日一日、自分が生きるだけが精一杯のときには、他の誰かが何をしていようが、まったく気にしなくなることがあるのです。

かなわぬ思いが続くと、できないことがあっても気にしないようになります。

そして、人はだんだんと感情を失っていきます。

仕方がない、あきらめるしかない、もう何もかも嫌だ……と。

「絶望に慣れることは、絶望そのものよりも悪い」

これは、カミュの小説『ペスト』に出てくる言葉です。絶望に慣れてしまい、ただ時間が過ぎるのを待つだけになると、人は感情を失うだけではなく、生きている意味そのものさえ失ってしまいます。

世の中が、真っ暗闇で絶望としか思えないとき、その環境でも生きていくためには、心の防衛反応として、感情を殺すことも一つの手です。しかし、そのときに大切な何かも失うことを私は案じます。

それは、私たち一人一人の生きる意味であり、生きる喜びです。決して私たちは、一人で生きているわけではありません。さまざまなつながりの中で生きてきました。

そして、今、そのつながりが切れようとしています。

誰かのことを思い、人に優しくなれればよいのですが、現実はそう簡単なものではありません。

苦しくて、悲しくて、ふさぎ込みたい思いの人が生きる意味や生きる喜びを見出すのは簡単なことではないことを、ホスピスという看取りに関わる中で、私は身をもって味わってきました。

私たちは、自分の中にある弱さを認めなければ、この絶望的と思える苦しみと対峙《たいじ》することはできないと思うのです。いつも心に留めていることは、私たち一人一人の弱さの中にある強さです。弱いからこそ、気づく自らの支えなくして、たおやかな心は生まれないからです。

私はホスピス・緩和ケアに関する講演会では、美しいエピソードだけを紹介することはしません。それは、表面的なエピソードだけでは、困難な中で生き続けることは難しいと感じていたからです。

たとえそのときには絶望としか思えなかった暗闇の中でも、小さな灯が見えるかもしれません。たとえ今は、信じられなくても、苦しいからこそ気づくことがたくさんあるからです。

その何かに気づいた人は、どれほど苦しくても、どんなに絶望の中にあっても、たおやかに生きていくことができるのです。

第二章

幸せは
あなたの隣にいる

行動

不条理な現実を認めなければ、人生は始まらない

苦しみを認めたくない人がいます。これは嘘だ。何か悪い夢を見ているに違いない。きっと明日の朝、目が覚めれば元の世界に戻っているはず……と。

しかし、苦しみという悪い夢から覚めることはできません。そのような不条理な苦しみを味わう人は、まるで自分一人が世界から追放されたような感覚を覚えます。

その典型例は、がんに気づいた人です。

Aさん（四十二歳、女性）はある日、左の乳房にしこりがあることに気づきました。しかし、もしかすると悪いものかもしれないと気づきながら、認めようとしませんでした。

徐々にそのしこりが大きくなり皮膚の色も変わってきました。やがてその一部が溶けて滲出液がでるようになりました。臭いも気になるようになりました。それでも、家族にも会社の仲間にも誰にも言わずにずっと我慢してきました。

そんなある日、お風呂に入るとき、同居しているお母さんが、偶然にもAさんの体の変化に気づいてしまいました。そのとき、はじめてAさんは、自分が病気であることを認めるようになったのです。

頭では、何かしら変化があるかもしれないと思いながら、悪いことは考えないようにしたいと思う人は決して少なくありません。いつかよくなる。私が病気になるはずがない。あと少しすれば、元の元気な体になる。

そして、病気になったことを周囲に隠し続ける人もいます。特別扱いされたくない、今まで通りでいたい、迷惑をかけたくないなどの思いからです

しかし周囲にその事実が知れると、状況は一変し、独特な視線があたるようになります。数ヶ月前のあたりまえの世界を懐かしく思い出し、その状況に戻ることを夢見ながらも、気がつくと厳しい現実が待っています。

周囲との距離が、今までとは違い、きわめて遠くなったように感じ、世の中か

ら追放された感覚を覚えます。

では、なぜ人は苦しみを認めようとしないのでしょう。

ここで、一つ問題を出します。

皆さんは、どちらの選択肢を選ぶでしょうか？

【問い】コインを投げて表が出たら二万円もらい、裏が出たら何ももらえないという選択肢と、コインを投げて表でも裏でも、確実に一万円もらえるという選択肢があります。あなたはどちらの選択肢を選びますか？

もし、このゲームを百回も行えば、確率論からいえば、どちらを選んでも、結果は同じになります。しかし、実際には、多くの人は、表が出ても裏が出ても確実に一万円をもらう選択肢を選びます。こちらの選択肢の方が嬉しいと感じるからです。

では、次の問いはいかがでしょうか。

【問い】コインを投げて表が出たら二万円支払い、裏が出たら支払わなくてもよいという選択肢と、コインを投げて表でも裏でも、確実に一万円を支払うという選択肢があります。あなたはどちらを選びますか？

この問いの場合、コインを投げて表でも裏でも確実に一万円を支払う選択肢を選ばない人が多くなります。確実に一万円を失うことが悲しいと感じるからです。

このように、確率的には同じ結果となる選択肢であっても、確実に失うことをより悲しいと考え、その選択肢を選ばない心理を「**損失回避**」と言います。

一般的に人は、何かを判断するときにおいて、今のままでよいという現状維持

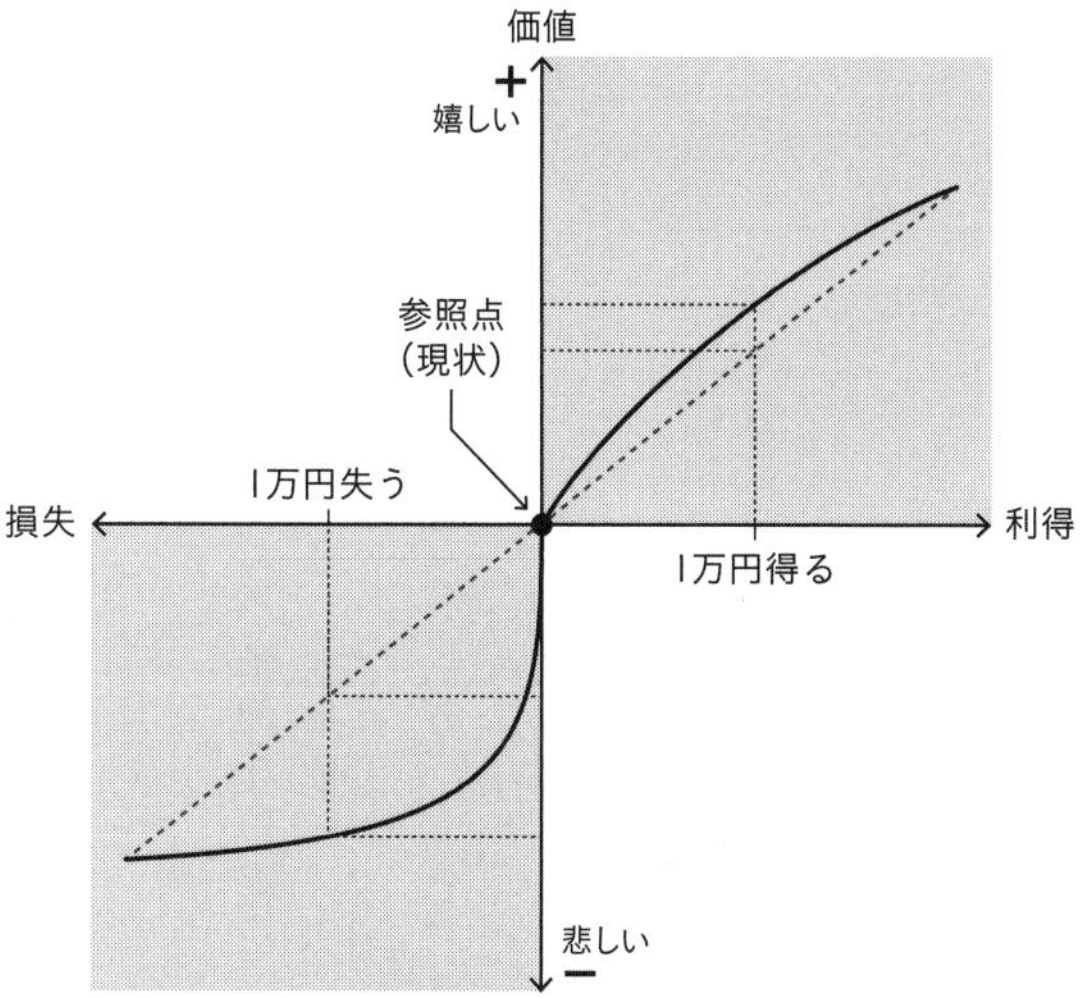

出典：Kahneman D., et al. Prospect Theory: An Analysis of Decision under Risk. *Econometrica*. 1979; 47(2): 263-292.

を基準とします。

去年までやっていたので、今年もこれでよいであろうと判断します。

新しい何かに取り組むとき、良い面よりも良くない面（リスク）を、なるべく避けようという心理が働きます。

どうしても損失回避をしたいとき、判断を先送りして厳しい現実を認めようとしません。

がんの診療においては、今は痛

みもなく、見た目には小さくても、もしこのまま放置をして、半年後には生命が危機に陥るリスクがあれば、早期に適切な診療を受けることが大切です。

たとえ厳しくても、不条理な現実を認めなければ、人生は始まりません。

泣いても笑ってもたった一回の人生です。

まずは今ある苦しみを認めた上で、最善の策を練り、できることに一つ一つ、誠実に向き合うことが肝要です。

解決できる
苦しみには
解決できる
最善を尽くそう

苦しみを認めることは、心を楽にするための最初の一歩です。

では、苦しみとどのように向き合っていけばよいのでしょう。

私は、苦しみを、「解決ができる苦しみ」「解決が難しい苦しみ」の二つに分けて考えています。

すべての苦しみを解決しようと思うことは、とても現実的ではありません。その苦しみは、解決できる苦しみなのか、それとも解決が難しい苦しみなのかをきちんと分けて考え、その上で、もし解決ができる苦しみであると判断したならば、解決すべく最善を尽くすことが大切です。

そのように感じた自分自身の体験を紹介します。

私が医師を志したのは高校二年生の秋です。どの仕事に就けば自分は本当の幸せに近づけるのか？　を問うていく中で、私のとって本当の幸せは、経済的に裕福になることでも、知名度が高くなることでもないことに気づいたのです。

私は、自分がいること／やったことで他の誰かが喜んでくれることが、最も嬉しい、と。ですから、はじめは海外で苦しんでいる人の力になりたいと真剣に考えていました。青年海外協力隊の資料も取り寄せていました。

そんなある日、高校の授業で、マザー・テレサの活動を取り上げた映画を観る機会がありました。

彼女は、その映画を通して次のメッセージを伝えていました。

「あなたは、あなたの住む国で、最も貧しい人たちのために仕えなさい」

この一言で、私は海外ではなく、この日本で一番苦しむ人のために仕えようと思いました。そして、数ある仕事の中で、一番、苦しむ人の力になれる仕事とは、いのちに関わる仕事であろう。私は医師になって、苦しむ人の力になろう、と心に決めました。それが高校二年生の秋でした。

残念ながらその当時の私の学力は、とても医学部に行けるレベルにありませんでした。高校三年生の夏になっても毎週日曜日に開催される予備校の模擬試験の結果は、ことごとく合格の可能性が五%未満でした。毎回返ってくる試験の成績を見ては、何度も心が折れそうになりました。

同級生で、模擬試験の成績がよい友人をうらやましく思い、ちっとも成績が伸びない自分に対して自信をなくし、先が見通せない不安感から勉強が手につかなくて、スランプになったこともありました。

いったい何年かかったら医師への道は拓けるのであろうか。

はたして自分の夢は無謀なことなのだろうか。

それでも、苦しむ人の力になりたい。
そのような夢を持つことはいけないことなのか。

苦しいときに心の中で感じていたことがありました。それは、未《いま》だに会っていない、でも将来きっと自分を待ってくれている誰かの存在でした。今は何の資格もない十七歳の高校三年生であっても、きっと将来出会うであろう誰かが自分を待ってくれている。

何の根拠もなかったのですが、目に見えない、でも自分を待っている誰かの存在を心に感じていました。そして、自分のためではなく、その誰かのために、必死に勉強をしました。不思議ですが、自分のためではなく、誰かのためと思った方が勉強が続けられ、苦手な科目と向き合える力になりました。

第一希望であった東北にある医学部入学試験は、一次試験で見事に落ちてしまいました。実は高校三年生のとき、合格する自信がなかったので、二つの医学部にしか願書を出していませんでした。残された一つの入学試験の前日に私は必死に祈りました。どうか自分に、医師への道を拓かせてください、自分の人生を捧げますので……と。

そして、奇跡的に私は現役で母校である東京慈恵会医科大学に入学することになりました。合格発表を見に行って、自分の受験番号を見つけたときの衝撃は今でも忘れることができません。

これは自分一人のための道ではない。これは、決して自分の生計を守るための道でもない。日本で一番、苦しんでいる人のために働くための道であり、神様から与えられた道であると感じました。

そのときからまもなく四十年が経とうとしていますが、今でも高校時代の思いからは一ミリもずれていません。そして、そのときには出会えなかった多くの皆さんと出会うことができました。

在宅診療で多くの患者さん・家族に出会ってきました。そして、最期のお別れに医師として立ち会うことがあります。そのときに感じることがあります。

たとえどれほど志の高い多職種のチームが、在宅療養支援として誠実に関わったとしても、もし、死亡診断書を書く資格のある医師がいなければ、この患者さんは希望しない救急搬送となってしまうであろう。

今、こうして自分が関わることで、この患者さんと家族は、希望である自宅で最期まで過ごすことができていると感じるとき、あの高校三年生の苦しかった夏のことを思い出します。

もう二度と味わいたくない、あの高校三年生の夏の受験勉強の苦しみは、この目の前にいるこの人に出会うためであったのだ……と。

もし皆さんが不条理な苦しみを味わっているのであれば、考えてみてください。この苦しみは、いつか出会う誰かのためである。

なぜ人は苦しむのか、その意味は、私にもわかりません。

しかし、永年、医療を通じて多くの人生を垣間見てきました。その経験から、人は苦しんでいるとき、その苦しみの意味を見つけることは難しかったとしても、時が経ってから振り返ってみると、苦しみの意味が見えてくることがあります。たとえ今が絶望に思える苦しみであったとしても、いつかこの苦しみの意味を知るときが来ることを私は信じています。

そのことを信じて、今できる最善を尽くしていくことを考えたいと思います。誰かを批判するのは簡単です。

しかし、批判するだけではなく、自らできることを一つ一つ積み重ねていくことを提案したいと思います。

解決できる苦しみは、解決できるように最善を尽くすこと。困難な時代にあっても、私たちにできることがあれば、その一つ一つを誠実に実行に移していきたいと思います。

アリとキリギリスの話

経験は大切です。はじめからうまくいく人はほとんどいません。料理を作ることも、楽器の演奏も、人前で話をすることも、最初は失敗から始まります。医療のように専門性の高い職種も同じです。発熱や倦怠感を訴える患者さんの診断の能力、内視鏡や超音波検査などの技術も経験とともに磨かれていきます。

やがて一つ一つの経験は、自信となって態度に表れます。

一般の人と医療者との間で、最も違いが顕著なことを一つ挙げるとすれば、皆さんは何を思いつきますか。

私であれば、人に針を刺して、ある程度の血液を採取できる、ということを挙げます（少量であれば、自己血糖測定として、本人も家族も採血が簡便な時代となりましたが）。

採血や点滴などの血管確保は、今まで一般の人であった医学生、看護学生が、国家資格を得て一人前になるための大切な技術であり、そのための経験は大切です（ちなみに臨床検査技師も採血が可能です）。

駆血帯で軽く腕をしばり、肘の内側にある静脈を探すのが一般的です（正中皮《せいちゅうひ》静脈と言います）。しかし、一部の人は、どれほど目をこらしても、まったく採血にふさわしい正中皮静脈が見当たらないことがあります。

このような条件での採血は、新人の研修医や看護師にとって大きな壁です。針を何回刺しても血管の中に入らず、何度も刺し続ける最悪の結果となります。

ところが、経験を積むと、血管の探し方一つとっても変わります。

肘の内側に正中皮静脈が見えないときには、無理に見えない肘の内側にはこだわりません。もし適切な静脈を見つけたならば、採血の瞬間、その静脈が逃げないように、針を持つ右手だけではなく、左手で静脈を少し引っ張ることが肝要です。さらには、針を刺す瞬間も、ある勢いがあると、不思議と痛みは少なく採血できるようになります。

少し専門的な話を紹介しましたが、何事も経験が大切です。この経験があればこそ、血管が多少見えにくい人の採血でも、笑顔で大丈夫ですよ、心配ありませんと声をかけることができるのです。

しかし、経験を積むことは良いことばかりではありません。大切な何かを失う危険性もあるからです。それは、専門的な経験があるゆえに、今まであたりまえであった日常から、感覚が徐々にずれていくことです。

今から二十年以上前のこと。まだ私がホスピス病棟で働き始めて二、三年の駆け出しの頃でした。

あるとき、障害児教育を専門とされている先生の教室に伺う機会がありました。その様子を窺いながら、私がその先生に尋ねました。どうしたら、感性を磨くことができるでしょうか、と。

すると、その先生は笑顔で、子どもたちから学ぶのですよ、と教えてくれました。そして、私に次の問いが投げられました。

「小澤さん、イソップのアリとキリギリスの話知っていますか？」

私は、「もちろん知っています」と答えました。

「アリは夏の間、働いていました。ところがキリギリスは遊んでばかりいました。やがて冬が来て餌がなくなってしまいました。アリは働いていたため餌がありましたが、キリギリスは遊んでいたため、食べる餌もなく困ってしまいました……という話ですよね」

先生は笑顔で頷《うなず》きながら答えました。

「そうですね。確かにイソップの話は、そのようなストーリーです。しかし、ある子は、その話をきいて、別な話をするのです。小澤さん、どのような話になるかわかりますか？」

私はしばらく考えてみましたが、まったく想像ができませんでした。そして、先生はその答えを教えてくれました。

「その子はね、アリはわがままだ、というのです。困っているキリギリスを助けようとしないから……」

確かにアリは困っているキリギリスを助けようとしませんでした。でも私たちは、誰かが困っていれば、その人を助けようとします。しかし、キリギリスは遊んでいたから、仕方がないのかなとも思います。

「話は、それだけではありません。その子が言うには、キリギリスは遊んでいたのではないというのです。キリギリスが音楽を演奏すると、あたりを涼しくすることができる。実はキリギリスは、暑い夏のあいだ、みんなのために、働いていた。しかし、誰からも認めてもらえず、かわいそうな生き物なんだ……とね」

私は、頭をカナヅチで叩かれたような衝撃を受けました。

それまで、イソップのアリとキリギリスをこのような解釈で聞いたことがなかったからです。

子どもの頃、見るもの、聞くもの、はじめて知ることに一つ一つ心躍っていた感覚が、大人になればなるほど、一つ一つ失われていきます。

特に専門的な知識と経験を積むと、やがて大切な感性を失い、日常で暮らしている皆さんと感覚がずれていく危険性があるかもしれません。


皆さんは、経験に流されていませんか？

苦しいときや悲しいときは、一度振り返るチャンスでもあります。経験の中であたりまえと思っていた世界が、実はまったく違った世界に見えてくるかもしれません。

どうか経験という自信に溺れてしまわないように。どうか大切な感性を失わないように。

ちなみにその子は、最後にこう言ったそうです。

「僕はアリにはなりたくない」と。

人は不合理で、
非論理的で、
自己中心的です

私たちは、仕事においても、家庭においても、いつも順調であるとは限りません。急に仕事がうまくいかなくなることがあります。

どれほど良いと思うことを行っても、事態は改善せず、努力してきた今までのことを、周囲からは認めてもらえず、苦しくなることがあります。

なんで私だけ、こんな目にあうの？

あまりにも苦しいとき、しばしばこのような言葉を耳にすることがあります。

医師である私も同じです。どれほど患者さんと家族の力になりたいと願っても、患者さん・家族の希望を叶えることができないことがあります。

病気が悪くなるのは、担当する医師がよくないからだ。

苦しさが和らがないのは医療チームの質が低いからだ。

現場でそういった罵声をあびながらも、苦しむ人と向き合い続けないといけないことがあります。
そのようなとき、私は、マザー・テレサの言葉を思い出すようにしています。

*

人はしばしば不合理で、非論理的で、自己中心的です。それでも許しなさい。

人にやさしくすると、人はあなたに何か隠された動機があるはずだ、と非難するかもしれません。それでも人にやさしくしなさい。

成功をすると、不実な友と、本当の敵を得てしまうことでしょう。それでも成功しなさい。

正直で誠実であれば、人はあなたをだますかもしれません。それでも正直に誠実でいなさい。

歳月を費やして作り上げたものが、一晩で壊されてしまうことになるかもしれません。それでも作り続けなさい。

心を穏やかにし幸福を見つけると、妬《ねた》まれるかもしれません。それでも幸福でいなさい。

今日善い行いをしても、次の日には忘れられるでしょう。それでも善を行い続けなさい。

持っている一番いいものを分け与えても、決して十分ではないでしょう。

それでも一番いいものを分け与えなさい。

*

彼女の言葉は、常に苦しい人を思いやる隣人愛にあふれています。

目に見えない
伴走者に
気づいていますか

私たちの人生は平坦ではありません。順調であった人生という道が、ある日突然、険しい坂道になったり、晴れていたはずが急に土砂降りになったりします。今まで自分が果たしてきた役割が担えないとき、自分が好きになれないと落ち込む人がいます。

私たちは、それぞれの役割を果たしたいと願います。親として家族を養い、子どもたちの健康を守りたいと思います。子として、年老いていく親が穏やかに過ごしてほしいと希望します。仕事を通して、誰かの力になりたい。たとえ困難な中であっても、それぞれの役割を見出し、必死に生きていこうと心がけます。

しかし、自分が希望するような役割を果たせず、力になれない現実に遭遇すると事態は変わります。力になれない自分が嫌いになり、自暴自棄に陥り、とても自分を好きになれません。

なんで力になりたいのに、自分は力になれないのだろう？

今までこんなに努力してきたのに、どうしてこんなに自分は弱いのであろう？

こんな自分が、大嫌い……。

私も医師として、苦しむ人の力になりたいと願い、学んできました。しかし、どれほど最新の医学を学び、研修を受け、最善を尽くしたとしても、すべての病気を治すことはできません。

ホスピス・緩和ケアの現場で直面した事実は、たとえ医師という資格を持っていたとしても、すべての苦しみを取り除くことはできないことでした。力になりたいと願いながら、苦しみが残り続ける患者さん・家族を前に、無力感にさいなまれ、自分に自信がなくなっていきました。

まだ私が三十五歳、ホスピス病棟で働いて四年目の頃のことです。

そこで学んだのは、自分の弱さを認めることでした。所詮、医師であっても一人の人間にすぎないこと。自分という一人の人間としてできることには、限りがある。資格の有無は、あくまで限りのある範囲の中であり、それを超えた世界では、まったく通じないことを、看取りという現場で、ありありと感じ、学んできました。

不思議ですが、自分の弱さを認めると、新たに見えてくるものがあります。それは、力になれない自分であっても、自分の存在を認めてくれる確かな支えでした。

どんなに疲れて家に帰ってきても、当時小学生であった息子と娘の顔を見ると、不思議と気持ちが穏やかになれました。深夜に看取りにでかけ、疲労困憊《こんぱい》で帰ってきても、当時、我が家で飼っていた愛犬（名前をシシリー・ソンダースとつけていましたが……）が玄関でシッポをふって出迎えてくれると、気持ちが温かくなりました。ホスピス病棟で悲しいお別れが続いたとしても、家内の笑顔が薬になりました。

決して一人ではありません。ともに働くホスピス病棟のスタッフがいました。

まだホスピスで働き始めて四年目ではありましたが、同じ神奈川県内で働くホスピス病棟の仲間もいました。そして、何よりも、力になれない自分を認め、その存在を赦してくれる信仰がありました。

皆さんに、支えはありますか？　うまくいっているとき、人は支えを必要としません。自分一人の力で、すべての課題を解決することもできるでしょう。しかし、ひとたび、解決の難しい苦しみと向き合わないといけないとき、力になれない自分とも向き合わないといけません。

本当の力とは、すべての問題を解決できるオールマイティーな力ではありません。自分の弱さ・無力を認めた上で、折れない心・たおやかさを保ち、困難と向き合える力です。

支えは、決して目に見え、手で触れられるとは限りません。

皆さんは、目に見えない伴走者に気づいていますか？

皆さんのことを気づかい、そばで応援してくれる誰かが必ずいます。その誰かとは、先に逝っているご家族や友人かもしれません。皆さんが、過去にお世話されてお別れした誰かかもしれません。

皆さんが気づかない大切な誰かが、今もそばで伴走していることに気づけば、たとえ絶望としか思えない現実であったとしても、歩き続けることができるでしょう。

誰かの支えになろうとする人こそ、一番、支えを必要としています。

きわめて厳しい現実がやってきたとしても、私たちそれぞれの支えを大切に、向き合うことができますように。

後悔が少ない人生の決め方

新型コロナウイルス感染拡大は、私たちの生活を一変させました。仕事や学業を思うように続けることができなかったり、新しい生活スタイルを取り入れていかなくては生きていけなかったりする人がいます。去年までと同じでは、もはや生活を続けることができない人もいます。

このように人生の中で大切な選択をしなくてはいけないとき、人は悩み、後悔することがあります。

仕事を続けるのか否か。
今の場所で生活を送るのか、別の所に転居するのか。
志望する会社を今まで通りとするのか、新しい分野を探すのか。

どちらを選んでもいばらの道が待っているかもしれません。
このように選択肢が二つ以上あり、そのどちらを選んでも、良い面だけではなく、良くない面もあるとき、人は選ぶことをためらいます。この状況をジレンマと言います。そして、このジレンマの特徴は、選んだ人が後に後悔することがあることです。

自分の選択肢を自分が選ぶのであれば、自分自身で情報を収集し、相談しながら、最終的には自分の責任で決めていくことになります。自分のことは、自分で決断し、自分で責任を取ることができます。

自分のことを自分で決めることは、とても大切なことです。

ところが、自分のことを自分で決めることができない場面があります。そういう場面が、医療の現場ではとても多いのです。

Uさん（五十代、女性）は、数年前から施設に入所している母親のことが気になっていました。介護施設に入所している母親は、心不全と認知症を患っていました。

ある日、施設の相談員から連絡がありました。

持病の心不全が、この一週間、悪化し、息苦しさを訴えていると診察に来た医師から話があったと言うのです。母親は持病の心不全だけではなく認知症も患っています。

そのため、本人は、治療方針について適切な判断ができる状況ではありません。


選択肢は二つあります。


一つは、入院して心不全の治療を行うことです。入院すれば、心不全の最善の治療を受けることができます。

しかし、良くない面もあります。以前に母親が入院したときに、点滴を自分で抜いてしまうため、手足を縛られたことがありました。必死で縛られた手足を動かそうとする母親を見て、とても心が苦しくなったことをUさんは思い出します。

もう一つは、このまま施設で心不全の治療を受けることです。スタッフとの信頼関係もあるこの施設では、手足を縛られることはありません。

しかし、入院と同じような治療が提供できず、最悪、いのちを落としてしまうかもしれません。

Uさんは悩みました。果たして、入院させた方がよいのか、それとも施設での治療を選択した方がよいのか……。いずれの選択肢を選んでも、Uさんは後悔するでしょう。

入院すれば、手足を縛られて苦しめてしまうかもしれない。そんなことはさせたくない。一方、施設で亡くなってしまった場合、私が適切な判断をしなかったから、いのちを落としてしまったと自分を責めてしまうかもしれません。

医療をする側は、正しい情報を提供し、家族に適切に判断してもらえばよいと考えます。

しかし、このように、どちらを選んでも後悔する場合、正しい情報だけを提供すればよいとは限りません。

ここで重要なことは、**どのような配慮があれば、選んだ人が、後悔がより少なく選べるのか？**　という問いを大切にすることです。

大切な人生の選択において、このように本人の代わりに医療内容を決める人（医療代理人）の後悔を少なくするためには、**一人で決めないこと、専門家の言いなりにならないこと、一回で決めないこと**が大切です。

そして、本人の推定意思と、家族の思い、そして医学的な情報をもとに、みんなで話し合い、相談しながら決めていくプロセスがとても大切になります。

本人の推定意思とは、本人がもし判断が明晰《めいせき》にできれば、何を希望するかについて、今まで本人が生きてきた人生を振り返りながら推定することです。

何を大切にしてきた人なのか、どんなことに誇りを持ち、何を重要と考え、何を果たしてきたのかなどを一つ一つ振り返ります。

その歩んできた人生の経験から、今のご自身の状況をどのように判断し、何を希望するのかを、本人の過去の生き方から推定することが大切になります。

一方で、家族の思いも大切になります。本人が決めたことだから、家族の意見はまったく無視してよいとは思いません。家族にとって大切な本人への思いも加味した話し合いが重要となります。

このように大切な人生の選択の責任を一人に負わせることなく、悩みながら話し合うことが重要ではありますが、もう一つ大切なことがあります。

それは、選ぶ苦しみをわかってくれる誰かの存在です。

医療側がどれほど話し合いを重ねても、情報を提供する説明だけの医療者であれば、苦しんでいる人から見てわかってくれる人にはなることはできません。

どちらを選んでも後悔するかもしれない選択肢を決めなくてはいけない苦しみをわかってくれる人はいるでしょうか？

人生の大切な選択において、苦しみをわかってくれる誰かの存在は、後悔が少なくなる大切な要素です。

とはいえ、いざというときに備えて、自分の人生は、自分で決めることができるように、定期的に家族で話し合いができればよいですね。

そうすれば、家族も後悔が少なく大切な人生の選択肢を選ぶことができることでしょう。

大切な誰かを
亡くして
悲しむことは、
自然なこと

春は卒業式のシーズンです。卒業式では、涙を流す人は少なくありませんね。今まで通っていた学校との別れ、今まで一緒に過ごしたクラスメイトとの別れ、クラブ活動で汗を流した親友や後輩たちとも別れることになります。

嬉しいことも悲しいこともあった一つの時代に終止符が打たれるとわかると、とても悲しい思いがあふれてきます。

医療の世界で卒業というと、まずは、元気になって病院を退院することを意味します。

私も救命救急センターで循環器医として仕事をしていたとき、急性心筋梗塞から重度の心不全状態であった患者さんが、治療が奏効して無事に元気に退院されたときには、素直に嬉しい思いになりました。

しかし、医療の世界での卒業には、難病や高齢による衰弱などから、生きていた人が、亡くなるという意味もあります。

どれほど最善を尽くしても、元気な体を取り戻すことができません。日に日に弱っていく人の前で、できることは限られています。

そして、ついにはお別れの日が来ます。

大切な誰かを失った家族は、さまざまな思いを抱きます。後悔する言葉も多く耳にします。一つの家族をご紹介します。

Mさん（四十三歳）は、お母さん（七十四歳）と二人暮らしでした。

母子家庭で育ったMさんにとってお母さんは、この地上で最も大切な存在でした。Mさんは、中学生のときにいじめにあいました。学校に行くことがつらく、何度も学校を休もうと思ったこともありました。

しかし、昼も夜も働いているお母さんの姿を見て、Mさんの心の中に、誰にも負けない強い気持ちがわいてきました。そして、Mさんは、無事に学校を卒業することができました。その後の人生において、苦しいときも悲しいときも、お母さんはいつもMさんの心の支えでした。

気がつくとお母さんは七十歳を超えていました。ある日、お母さんは進行がんと診断されました。すでに全身に転移を認め、積極的な治療は難しいと告げられました。

しかし、Mさんはお母さんの病状を認めようとしませんでした。Mさんにとってお母さんの存在は、絶対であり、お母さんがいない世界なんて信じられないと感じていたからです。厳しいと言われた治療も、新薬の治験を受けることができ、三年のあいだ、病気の進行を食い止めることができました。

しかしその後、めっきり体力の低下が目立つようになり、そして、病院の外来に通院することもできなくなりました。話し合いの結果、積極的な治療ではなく、自宅で医療と介護のサポートを受けながら療養することになりました。

Mさんは、介護休暇を利用して自宅でお母さんのお世話をすることにしました。Mさんの悩みは、お母さんの排泄介助でした。お母さんは、すでに一人でトイレに歩いて移動することはかなり厳しい状況だったのです。

しかし、お母さんは、Mさんに下の世話をしてもらうことが嫌でした。そのため、息を切らせながらも一人でトイレに行こうとします。

ある夜、お母さんはトイレの前で動けなくなってしまいました。朝方に気づいたMさんは、「なんで、一人でトイレに行こうとするの！」と声を荒らげました。

元気なお母さんでいてほしい希望と、日に日に弱っていく現実の苦しみは、Mさんをイライラさせてしまいました。もっとMさんにゆだねてほしいのに、お母さんは、自分で自分のことをやろうとします。

Mさんは、夜もよく眠れなくなりました。大切なお母さんでありながら、優しくなれない自分のことが嫌いだと思うこともありました。

それから数日して、お母さんは帰らぬ人になりました。

Mさんの喪失感は、きわめて大きいものでした。

なぜ大切なお母さんに優しい言葉をかけられなかったのだろう。

なぜもっと一緒にいてあげられなかったのだろう。

もっとありがとうと言いたかったのに、なんで逝ってしまったの。


どんな言葉もMさんには響きません。後悔する思い、自分を責める思い、そしてすべてを失った思いは、言葉になりませんでした。


これからの時代、多くの人とお別れをする時代がやってきます。このMさんと同じように、大切な誰かを失い、悲しみにくれる人も増えてきます。

なぜ、人は大切な誰かを失うと、悲しくなるのでしょう？

それは、その人が大切だからです。大切であれば、大切であるほど、悲しみは大きくなります。悲しみの原因は、その大切な人とのつながり（絆）が切れるからなのです。

人は、出会いとともに、誰かとのつながり（絆）を形成していきます。最初は、細くて、今にも切れそうなつながり（絆）であったとしても、だんだんと関係性を深めていくことで、そのつながり（絆）は太くなっていきます。

赤ん坊の成長もその一つです。発達とともに赤ん坊は、お母さんとのつながり（絆）を強めていきます。やがて、保育園や幼稚園に行く頃になり、お母さんと離れることになると、ものすごく抵抗します。子どもにとって、安心感を与えてくれるお母さんとのつながり（絆）を保ちたい一心からです。やがて保育園や幼稚園も安心であることを知ると、徐々にお母さんと離れて過ごすことに慣れていきます。

家族だけではありません。学校においても、職場においても同じです。何かを目的に一緒に過ごした誰かとは、つながり（絆）を形成していきます。やがて、太くなったそのつながり（絆）が切れることがあります。それが卒業や退職です。その誰かと深い関係性というつながり（絆）が築かれれば、それだけ、その誰かと離れることは苦しくなります。

人は一人ではちっぽけです。弱くて、小さくて、何一つできない弱い存在です。しかし、大切な誰かとのつながり（絆）は、大きな支えとなり強くなれます。つらいときも、苦しいときも、大切な誰かとのつながり（絆）があるだけで、強くなります。一方で、その大切な誰かとのつながり（絆）が切れたとき、とても苦しく、悲しくなります。

ただし、大切な誰かとのつながり（絆）は、決して目で見え、手で触れるだけではありません。

たとえ、目に見えない存在であったとしても、心と心の絆がしっかりと築かれていれば、私たちは、たおやかな心を持ってこれからを生きていくことができるでしょう。

光があたりにくい
ところにこそ、
光をあてよう

93ページで、「アリとキリギリスの話」をご紹介しました。

ここではそのエピソードの続きを紹介しながら、誰も取り残されることのない社会というものについて考えてみたいと思います。


一般的にイソップのアリとキリギリスの寓話は、「働かざる者食うべからず」という教訓として紹介されます。

働いていたアリに対して、遊んでいたキリギリスが、やがて冬になって食糧難になって困る話です。ですから、「備えあれば憂いなし」という教訓としても学ぶことができます。

しかし、二〇二〇年の新型コロナウイルス感染拡大は、今までの常識を一変しました。二〇二〇年四月には緊急事態宣言が発令され、仕事だけではなく、旅行にでかけることや友人との会食も自粛をしなくてはいけない事態となりました。

働かざる者食うべからずと言われても、働きたくても働けない人がいます。

それだけではありません。

働いているにもかかわらず、認めてもらえない人もいます。表面的な教訓を言われても、苦しんでいる人の心には届きません。

それでも、苦しむ人が、誰も取り残されることのない社会を目指す夢を追いかけることはできないのでしょうか？

イソップのアリとキリギリスの寓話を聞いて、違う話として感じた子どもの話をあらためて紹介します。

アリはわがままな生き物で、困っているキリギリスを助けようとしなかった。

キリギリスは遊んでいたのではない。キリギリスが音楽を演奏すると、あたりを涼しくすることができる。実はキリギリスは、暑い夏のあいだ、みんなのために、働いていた。

しかし、誰からも認めてもらえず、かわいそうな生き物だ。僕はアリにはなりたくない。

この話を通して考えたいことは、他の誰にも認めてもらえない苦しみの中で、働いている人たちの存在です。

世界的に新型コロナウイルスが感染拡大する中、医療の最前線で働いている医療者に感謝の気持ちを伝えようとする動きがニュースになりました。

建物が青い光でライトアップされたり、時間になると拍手をしたり、音を出して感謝の気持ちを表したり、航空自衛隊のアクロバット飛行チーム「ブルーインパルス」が医療従事者たちへの敬意と感謝の気持ちを込めて東京の上空を飛行したりしました。

救命の最前線で見えない敵と、限られた資源で闘っている現場はかなり厳しく肉体的にも精神的にも消耗していきます。

医療者自身だけの問題ではありません。

一緒に暮らしている家族が、職場や学校で感染の危険性が高いと心配され、偏見を持たれることも話題になりました。その厳しい環境で闘っている医療従事者たちへの感謝と敬意を表すことに異論はありません。

私も在宅という現場で活動してきた背景には、不要不急の救急搬送を減らす目的がありました。今でも、救急医療の現場を守りたい思いで、在宅医療に従事したいと考えています。

ただ、苦しんでいる人の支援にあたる人たちは、決して医療現場の人たちだけではありません。

高齢者の支援をされている介護職の皆さんがいます。生活必需品の生産を継続されている皆さんがいます。子どもたちの学習と心のケアにあたっている皆さんがいます。感染拡大を抑えるために希望する活動を自粛することで社会に貢献しようとする皆さんがいます。

しかし、どれほど、みんなのために働いたとしても、誰からも認めてもらえないと感じている人がいるかもしれません。

まるでアリとキリギリスの寓話を聞いて、違う話として感じた子どものキリギリスのように……。

新型コロナウイルス感染拡大により、社会は混乱しました。

このような騒乱の中で、光があたる人がいる一方で、光があたりにくい人がいることにも留意が必要です。

たとえどんな時代が来ても、誰も取り残されることのない社会を目指したいと思うのです。そのためにも、光があたりにくい人たちが、困難な中でも、その活動の営みが継続できるための支援が必要です。

苦しんでいる人は、自分の苦しみをわかってくれる人がいると嬉しい。

誰かの支えになろうとする人こそ、一番、支えを必要としています。

これは、ホスピス・緩和ケアの現場でこだわってきたことです。

支えようとする人こそ、支えが必要です。

長く走り続けるためにも、関わるすべての人が、職種を超えて、お互いを認め合い、お互いの健闘をたたえ、つながることができればと願います。

第三章

絶望の中にいる人へ
どう声をかけるか

実践

心の苦しみに
関わる担い手は
足りているでしょうか

新型コロナウイルス感染拡大は、社会で暮らす多くの人に暗い影を落としました。外出を自粛することによる体力低下だけではなく、心も不安定となり、眠れない、食欲が出ない、疲れやすいなどの症状を自覚する人が増えています。

そして、苦しみが大きくなると、誰かを批判したり、自らを傷つけようとしたりする人も増えてきます。

いのちを守るために医療崩壊を防ぐことは大切です。さらには、経済的な支援も大切です。経済活動が低下する中で、生活費に困る人はかなりの数にのぼります。様々な対策が欠かせません。

しかし、どれほど最善を尽くしたとしても、社会的な格差は広がり、多くの人に笑顔が戻ることは容易なことではありません。心の苦しみは、取り去ることができないからです。

誰も取り残されることのない社会の実現のためには、心の苦しみにも関わる担い手が必要です。

では、誰が、心の苦しみの支援にあたるのでしょう？

私は、その担い手が、とても足りていないことを案じています。

たとえるのであれば、スクールカウンセラーが、各学校に一人配置されたとします。もし、担当校で、心のケアを必要とする人が十〜二十人程度であれば、何とか一人のスクールカウンセラーで対応ができるかもしれません。

ところが、全校生徒と教職員、さらにはその家族までが心のケアが必要になれば、一人のスクールカウンセラーだけでは絶対に対応ができません。限られた時間でできることは、資料を作成して、配布するぐらいかもしれません。

心を閉ざし、何もしたくない人が、資料に目を通して快復することは、かなり難しいと感じています。

これからの時代には、苦しむ人と誠実に関われる担い手が必要です。

私はホスピス・緩和ケアの現場で、死を前にした人とその家族の支援にあたってきました。その関わり方を、一部の専門職だけではなく、必要とするすべての人が行えることを夢見てきました。

もちろん、その関わることができる担い手には、子どもたちも含まれます。

【問い】もし、あなたの目の前で誰かが苦しんでいたならば、あなたには何ができるのでしょうか？

私はこの問いに、わかりやすい言葉で、皆がまねしやすく、そして魅力的な方法で、関わることができることを目標に、人材育成を行ってきました。

もちろん、専門家の人たちの活動を妨げることを意図した活動ではありません。心のケアにあたる専門職にしかできないケアがあることも十分に承知しています。

ただ、実際の現場は、圧倒的に支援にあたる担い手が不足しています。

前記の問いに対して、私の答えはシンプルです。

（一）もし、自分の目の前で、誰かが苦しんでいたならば、その苦しんでいる人から見て、わかってくれる人になれることが大切です。

なぜならば、苦しんでいる人は、自分の苦しみをわかってくれる人がいると嬉しいからです。

どんな人が、苦しむ人から見て、わかってくれる人になれるのでしょう。

それは、困難の理由をわかりやすく説明する人ではありません。頑張れと励ます人でもありません。そばでじっと耳を傾けて聴いてくれる人です。

そして、聴くことが、その人との信頼関係をつくっていく重要なポイントとなります。

（二）信頼関係をつくりながら、相手の苦しみに気づいていきましょう。

苦しみは、希望と現実との開きです。そのことを意識するだけで、何気ない相手の苦しみや困難に気づくでしょう。

苦しみに気づいたら、解決できる苦しみは解決できるように助けましょう。

（三）もし、解決ができない苦しみをかかえていたとしても、穏やかに過ごせる可能性を探りましょう。

たとえ、解決ができない苦しみの中でも、その人にとって大切な自らの支え（穏やかになれる理由、頑張れる理由）を見つけられたならば、表情は穏やかに変わります。

（四）苦しむ人が、穏やかに過ごせる理由である支えを強めるために、私たちにできることを実践しましょう。

具体的には、苦しむ本人から見てわかってくれる人として話を聴くこと、穏やかに過ごせるために、生活の支援を行うこと、頑張れる理由を探して応援すること、たとえどんな人生であったとしても、一人の人間として尊厳を大切に守ることなどです。

（五）苦しむ人の力になろうとする私たち自身の支えを大切にしましょう。

決して現場は、うまくいくとは限りません。力になれずに、私たちの心も折れそうになります。それでも、私たち自身の支えがあれば、たおやかな心を持って関わり続けることができます。

この五つの内容を、「**苦しむ人への援助と五つの課題**」として、二〇一五年から人材育成の活動を続けてきました。

苦しい時代だからこそ、苦しむ人の力になりたい人が現れます。

苦しい時代だからこそ、温かな心を持った人が増えていきます。

苦しい時代だからこそ、専門家だけではなく、小さな力が必要です。

よろしければ、皆さんの近くの誰かのために、私たちができることを実践しませんか？

それぞれ、ご自身が得意とする何かが必ずあります。

その小さな一つ一つの積み重ねが、やがて大きな力となって社会を動かしていくことでしょう。

固定観念をぶち壊そう
（ＯＫプロジェクトと
＃コロナ４Ｃチャレンジ）

苦しみがある限り笑顔になんてなれない……。

この固定観念をぶち壊しませんか？

私は、この本の冒頭「はじめに」で、固定観念をぶち壊すことを紹介しました。従来の固定観念では、とてもコロナ時代の変化に追いつくことができないと考えていたからです。

あたりまえのように集まって食事をしたり、歌を歌ったり、スポーツをすることができません。

人の動きが止まり、物もお金も動かなくなりました。経済への影響はきわめて深刻であり、今まで毎年開催されてきた花火大会やお祭りも中止となりました。いつかは、新型コロナウイルス感染症（COVID-19）が、過去のものになったとしても、新しく同様の新興感染症が世界に蔓延する可能性は常に残り続けます。長い時間をかけて準備をしていたオリンピックが予定通りに開催できなかったように、これからも、同じような出来事が起こるかもしれません。

どれほど企画を準備していても、希望通りに進まないことがあります。
どれほど体調管理に留意しても、風邪をひいてしまう人がいます。
どれほど経済的な支援をしても、仕事を続けることができない個人経営者がいます。

苦しみは、希望と現実との開きとすれば、苦しみのない人はいません。コロナ危機で学んだことの一つは、どれほど科学が発達し、便利な時代になったとしても、すべての苦しみをゼロにはできないということです。
この厳しい現実は、いのちに限りがある苦しみをかかえた人との関わりから学んできました。どれほど医学が発達しても、人間の苦しみをすべてゼロにできないからです。

どれほど最善の治療を受けたとしても治らない病気があります。

どれほど食事に気をつけ、リハビリを続けたとしても、今までできていた一つ一つができなくなっていきます。

まだ死にたくない。

この家族と一緒に過ごしたい。

なぜ病気でいのちを落とさないといけないのか。

私がかつてホスピス病棟で働いていたときに、患者さん（Tさん）から教えていただいたことがあります。

「医療は治すことが目的でしょう。だから治すことができない患者は、医療の対象ではないと思うのです。あきらめるしかないのでしょうね」

鍛冶屋の職人として生きてきたTさんは、本当の病名を告げられたとき、そのように感じたと話していました。

やがて、ホスピスを紹介され、相談外来を受診後、しばらくしてホスピスに入院することになりました。そして、入院生活に慣れたある日、Tさんは次のような話をされました。

「前の病院で医師から二つの選択肢を言われました。副作用のつらい、効果が三十%ぐらいの抗がん剤治療か、治療自体をしないか。私としては安楽死の選択肢を加えてもよいと思いました。もし、楽に逝かせてくれるのならば、もう十分に生きたし、苦しまないのなら、死にたいと思いました。

でも、こうしてここにいると、あのとき安楽死を選ばなくて良かったと思います。

今は看護師さんやお医者さんがとても良くしてくれる。こんな自分でも人間として扱ってくれる。今までは、私は機械も人間も同じと思っておりました。だから、治せなければもう医療から見放されたと思っていたのですが、ここでは違う。

たとえ治らない私でもきちんと人間として考えてくれる。

そう思うと、今まで考えてきたこととはまったく違うように思えて、だから、今は何もしていなくて、ぼーっとしているようで、実は充実して満足しているのです。本当に感謝しています」

こう話をしながらTさんは、目頭を熱くされていました。

別の日には次のようにも話されていました。

「はじめはホスピスに入るときいて、死刑囚の入るところと思いました。そしてホスピスのスタッフは死刑囚に仕える牧師みたいなものであろうと考えていました。でも、入院してそれが違うことに気がつきました。

みんな気づかってくれて、生まれ変わったようです。死ぬ前にこんな気持ちになれる。なんて自分は幸せなのだろう。このことに気づいて自分が死んでしまえば終わるかと思ったけれど、そうではない。娘や息子たち、そして孫たちにまでこのようなことを伝えられる。ホスピスは消えてしまうものではなくて、多くのことを生きている人に伝えることができるのですね」

やがてTさんは、大勢の家族に囲まれる中、穏やかな最期を迎えました。

鍛冶屋の職人として生きてきたTさんは、機械も人間も治せなければ同じと考えていました。

しかし、ホスピス病棟での関わりは、それまでの固定観念を見事にぶち壊しました。たとえ死を目の前にしても、人は笑顔を取り戻すことができます。

苦しんでいる人は、いのちに限りがある人だけではありません。今のコロナ禍の時代、多くの人が、解決ができない苦しみをかかえながら、どうすればよいか悩んでいることを案じています。

ホスピス・緩和ケアで学んできた苦しみとの向き合い方は、これからの時代の福音です。

人は、ただ苦しむのではないこと。苦しみを通して、実にいろいろなことに気づいていくこと。人は、たとえ解決ができない苦しみをかかえたとしても、自らの支えに気づくとき、穏やかさを取り戻していくことを、必要とする人に伝えていきたいと願っています。

「折れない心を育てる　いのちの授業プロジェクト（OKプロジェクト）」は、その一つです。このプロジェクトは、以下の二つの目標を挙げています。

一．自分の苦しみに向き合えること。

二．目の前で苦しんでいる人に関われることこの学びを、主体的、対話的に、深い学びを通して、自己肯定感を育むこととしています。二〇一九年夏よりエンドオブライフ・ケア協会では認定講師養成事業を開始し、全国で広がりを見せています。

そして、二〇二〇年にはコロナ危機となりました。まさに解決できない苦しみを多くの人がかかえています。その苦しむ人が、笑顔になれる地域のコミュニティ作りとして、「**#コロナ4Cチャレンジ**」という運動を、有志とともに始めました。

#コロナ４Ｃチャレンジとは、職種を問わず、地域を問わず、新型コロナウイルス感染で苦しんでいる誰かのために、私たち一人一人にできることを実践することで、「新型コロナウイルス感染拡大の影響で困っている本人と家族が笑顔になること」を目指す取り組みです。

４ＣとはCorona Community Care Challenge（コロナ・コミュニティ・ケア・

チャレンジ）の四つのCの頭文字です。

具体的には、マスクをつくって近所の人に配ること、子どもたちへの学習支援、手紙を書くこと、仕事がなくて困っている人に今できる仕事を探すこと、オンラインツールなど自分が知っていることで相手の困りごと解消になることを手伝うこと、「折れない心を育てる　いのちの授業」を子どもから高齢者まで伝えることなど……。

これらに留まらず、広く意見を集め、見える形にし、さらに各地で賛同者を募っていきたいと思います。

あらためて皆さんに問います。

苦しみがある限り笑顔になんてなれない……。

この固定観念をぶち壊しませんか？

苦しみがある限り笑顔になんてなれない
私はそうは思いません

もはやこの世は絶望である
もう私にできることなど何もない
苦しむ人は、専門家に助けてもらえばよい
知識のない私が、苦しむ人の力になれるはずがない
苦しんでいる人が笑顔になんて、なれるはずがない

しかし、それは間違いだ
笑顔を取り戻すことは可能である
その人にとっての尊厳が守られるのであれば
わかってくれる誰かがいたならば

たとえ時間を過去に戻すことができなくても
たとえ解決できない苦しみをかかえていても
医療者ではなくても、苦しむ誰かの支えになれる
専門的な知識がなくても、苦しむ人の力になれる

それでも、みんなは勝手に言うであろう
どうせ解決できない苦しみがあれば、笑顔になんかなれるはずがない

私は、そんな言葉は信じない
コロナ危機の中でも、人は笑顔になれる
固定観念をぶち壊そう

#コロナ4Cチャレンジ

心開く相手として認めてもらうために

これからの時代、様々な苦しみをかかえた人が地域で増えていくことを案じています。

その苦しみの多くは、解決ができない苦しみを含むことでしょう。どれほど泣いても時間は過去に戻りません。どれほど叫んでも、失ったものは、戻ってきません。

解決ができない苦しみをかかえた人が、穏やかに過ごすには、自分の苦しみをわかってくれる誰かの存在が、欠かせません。

その支援が行えるのは、一部の専門職だけではありません。

私たち全員が関わることができる可能性を持っています。

もし、皆さんが、苦しむ人の力になりたいと思うとき、苦しむ相手から見て、心を開く相手として選ばれなくてはいけません。

というのも、苦しんでいる人は誰にでも自分の苦しみを話すとは限らないからです。どれほど医師という資格があったとしても、相手から見て、わかってくれる人にならなければ、よい援助者にはなりません。

しかし、たとえ資格がなくても、病院であれば、実習に来た学生さんや、同じ病気で闘っている患者さんの家族や、わずか数分の検温をする看護師さんが、わかってくれる人になれるのであれば、素晴らしい援助者になれます。

では、どのような私たちであれば、心開く相手として選ばれるのでしょう。

もちろん、相手を気づかい、相手の苦しみに意識をあてて話を聴くことが大切です。しかし、それだけでは、心を閉ざしたままの人も、実際にはかなり多くいることでしょう。

私は在宅医療で、いのちが限られた人と関わってきました。実際に診療として関わるのは、数回ということもあります。その限られた時間の中で、相手から見て、心を開く相手として選ばれるために、意識してある質問をしています。

それは、

「生まれ育った故郷はどこですか？」

という質問です。

不思議なものですが、それまで病気と闘ってきた中で苦しかったことや、これからの将来を案じていた人が、生まれ育った故郷の話となると、急に顔の表情が変わっていくのです。

どこで生まれたのでしょうか。
終戦のときにはどこにいたのでしょうか。
人生で輝いていた時代はどこで何をされていたのでしょうか。

このような話を通して、その人が、今まで人生で歩んできた様々な場面が、わずかな時間であったとしても想起されます。目の前に、故郷の光景がありありと浮かび、当時の様子を通して、明日にお迎えが来るかもしれない不安にさいなまれていた人でも、急に活き活きと若かった頃の話を語り出すことがあります。

このように、今まで出会った患者さんや家族から、それぞれの故郷の話や、幼少期の話、戦争体験の話などを伺う中で、47都道府県のお国自慢、戦時下の流行歌、それぞれの人生で学んできた教訓などを教えていただきました。

私は、この仕事の魅力は、出会う一人一人から学ぶ機会を与えられていることにあると感謝しています。

余談ですが、戦時中に紫電《しでん》という飛行機の整備をしていた患者さんと、飛行機の整備の話題になりました。

紫電は胴体の中に翼が付く中翼形式の飛行機で、その分、主脚が長く、格納するために油圧で二段式になっていました。

故障も多く、整備には苦労されたのでしょうと伝えたところ、にっこり笑顔を見せ、ところで先生はどちらの部隊でしたか？　と聞かれました。

もちろん私は戦後の生まれですが、小学生の頃に読んだ太平洋戦争の本の知識も、このようなときに活かされるのだと、あらためて思ったことがありました。

無駄なことは一つもありません。

苦しむ人の力になりたいと思うとき、相手から心を開いてもよいと認めていただけるためには、このように、どのような話題でもよいので、話題についていける雑学があるとよいですね。

風を撮影する

目に見えないものに気づくためには、私たちは何を学ぶとよいのでしょう。

こんな話をするのも、苦しんでいる人は、誰にでも苦しみを打ち明けるとは限らないからです。相手から見て心を開いてもよいと認めてもらうためには、目に見えないものに気づく感性が求められます。

目に見えないものに気づくといっても、なかなかイメージがわかないですね。

そこで、目には見えないものの例として、空気の流れである風を取り上げてみます。

風は、一般的に空気の移動ですから、目には見えません。

私はよく講座の受講者に、一台のビデオカメラを手渡して、

「風をビデオカメラで撮影してください」

と宿題を出します。

皆さんだったら、どのように風を撮影するでしょう。

目に見えない空気の移動は、ビデオには写りません。そこで、発想を変える必要があります。

つまり、風そのものを撮影するのではなく、風によって動く他のものであれば撮影することは可能です。

風は目に見えなくても、水面のさざなみ、枯れ葉が舞う様子、木々が大きく揺れる様子、傘が飛ばされないように両手でしっかり握りしめる様子などは、風の大きさを映像で伝えることができます。

人の苦しみも同様です。人の苦しみも、他の人の目に見えにくいことがあります。

特に他人に心配をかけたくないと思っている人は、たとえ苦しくても、苦しい様子を見せようとはしません。いつも気丈に振る舞おうとします。

いくら私が、心を込めて、今つらいこと、苦しいことはありますか？　とたずねたとしても、いいえ特にありませんと、笑顔で返されることがあります。

そのようなとき、苦しみはありますか？　とたずねるのではなく、

「イライラすることはありますか？」「悲しい気持ちになることはありますか？」

という具合に、マイナスの気持ちを伺います。

もし、あると答えたならば、苦しみに気づくヒントとなります。

「イライラすると思う理由はどこにあるのでしょう？」

「悲しい気持ちになるのは、どのようなことからでしょうか？」

イライラする理由は、一人でトイレに行けなくなったから。

本当は自分一人でトイレに行きたいのに、家族の世話にならないといけない。

夜中に家族を起こしてまでトイレに行くことがつらい。

なんでこんな体になってしまったのだろうか。

悲しいのは、もうすぐこの家族とお別れせねばならないからです。もう治療ができないのです。あと一年すら生きているかわからない。せめて子どもが二十歳になるまでは生きていたいのに、成長を見守ることができないなんて、母親としてこんな悲しいことはありません。

マイナスを表す気持ちの背景には、こうでありたいという希望と、実際には思い通りにならない現実との開きが隠されています。

ですから、気づきにくい苦しみ、目に見えにくい悲しみを知る手がかりとして、その苦しみや悲しみによって起こる気持ちを表す言葉を大切にしています。

はたして私たちは、周囲の人たちの苦しみに気づいているでしょうか？

苦しみを我慢している人は少なくありません。気づきにくい苦しみに気づく感性を磨かなければなりません。

そのためには、何気ない言葉や態度に含まれる希望と現実との開きに意識をあてていくことが、まず必要となるのです。

私に支点を与えよ
されば地球を
動かしてみせよう

私一人の力はとても小さいものです。その小さな一人で、世の中で苦しんでいる人にいったい何ができるのでしょう？

どれほど私が心を込めて医療活動にあたったとしても、訪問診療として関わることができるのは、一年間に二百人から三百人程度です。

全国で様々な苦しむ人の総和を考えたとき、私にできることなど、それこそ大河の一滴にしかすぎません。

しかし、その小さな一滴でも、仲間とともに夢を語り、やがて大きな河として、時代を変える力になることを信じて活動してきました。

小さな力を大きな力に変換する方法があります。

それは、てこの原理を用いる方法です。支点・力点・作用点として学校の理科の授業で習った記憶がある方もいるでしょう。

小さな力でも、力点と支点と作用点の距離によっては、何十倍の力に変わります。古代ギリシャのアルキメデスが、「私に支点を与えよ。されば地球を動かしてみせよう」と話したという逸話は有名です。

では、小さな力が、社会に苦しむ多くの人に届く、大きな力になるためには、どのような支点と作用点を持つとよいのでしょうか。

ここで重要なポイントは、支点です。もし、支点がなければ、小さな力は、集まることもなく、小さな力のままです。

ところが、小さな力が、目的を持って集まり、それぞれの力を形にして行動していく仕組みを作れば、たとえ一人一人の力は小さくても、大きな力となります。

解決が難しい苦しみをかかえた人が増えていく時代において、てこの支点となるのは、「**苦しむ人への援助と五つの課題**」です（詳しくは136ページからの「心の苦しみに関わる担い手は足りているでしょうか」をお読みください）。

なぜ、これがてこの支点になるかと言えば、苦しむ人への援助を言葉にし、伝えることができるからです。

大切なことは、苦しむ人に、多くの人がわかる平易な言葉で、何をするとよいのか示すことです。そして、個別性の高い苦しむ人に対して、援助を言葉にして見えるようにすることです。

理論だけではなく、実践できるようにするためには具体的な研修も必要です。自分が誰からも必要とされていないと感じる苦しみをかかえた人は、様々なマイナスの言葉を発します。

「家族に迷惑をかけるぐらいならば、早くお迎えが来てほしい」

この言葉を聴いて、誠実に向き合い、相手の世界観を認めた上で、そのまま伝えたいメッセージを言葉にして相手に返すことができる人は多くはありません。

しかし、「苦しむ人への援助と五つの課題」を学び、具体的な関わり方を学ぶことで、たとえ解決ができない苦しみをかかえた人にも、誠実に関わり、援助を実践できるようになるのです。

私は、二〇一三年から、人生の最終段階で苦しむ人とその家族の支援にあたる担い手を全国各地で増やすための活動を開始し、二〇一五年に一般社団法人エンドオブライフ・ケア協会を有志とともに設立し、活動を続けてきました。

援助を言葉にすること、そして、具体的な関わり方について、徹底的にロールプレイを通して関わる自信を身につける二日間の研修を、二〇二〇年二月までの四年半で九十四回行い、受講生はのべ六千五百人を超えました。

全国で学ぶことができる地域学習会は五十カ所を超え、教えることができる認定ＥＬＣファシリテーターは二百七十名を超えました。

しかし、社会全体を見渡せば、医療と介護を必要とする人だけが苦しむのではないことに気づきます。

親の介護で苦しむ子どもがいます。引きこもりの子どもを案ずる親がいます。

人間関係で苦しむ人がいます。苦しみは希望と現実との開きとすれば、子どもから高齢者まで、苦しみをかかえています。

そこで、「苦しむ人への援助と五つの課題」を、誰にでも理解できる形にアレンジした「**折れない心を育てる　いのちの授業プロジェクト**」を全国の学校などを中心に開始するようになりました。

人生は、決して平坦ではありません。

さまざまな困難に遭遇するなかで、それまでに気づかなかった大切な自分自身の支えに気づいていくとき、困難と向き合い、そして人に優しくなれます。

そのような心優しい人が、子どもから大人まで、自分のできることに気づき行動し、伝える活動を広げていきたいと考えています。

地域で孤立して苦しんでいた方々が、この地域学習会やいのちの授業に参加し、学んでいく中でつながりを持っていく。そして今度は、彼ら彼女らが、苦しんでいる人たちとつながりを持っていく。

そんな新しいコミュニティが形作られていくことを夢見ています。

たとえどんなに困難な人生であったとしても、わかってくれる誰かとのつながりは、それまで気づかなかった大切な支えに気づくきっかけになることでしょう。

もし誰かが苦しんでいるのであれば、解決できる苦しみには解決できる方策を提供しましょう。それは、誰かの役に立つという高い自己肯定につながります。

自分自身のことを、よくできました（Very Good）と認めることができます。

しかし、すべての苦しみを解決できるとは限りません。それでも向き合い続けることができるのは、わかってくれる誰かの存在があるからです。

たとえ百点がとれない自分でも、認めてくれる誰かとのつながりが、これでよい（Good Enough）と思える大きな支えとなります。

目指す社会は、苦しみをかかえた人が増えていったとしても、自己肯定感が高まり、自尊感情を持った人が、それぞれの苦しみに向き合い、はね返したり回復したりする力（レジリエンス）が高まる社会です。

これが仲間とともに描いていた持続可能な社会です。

このてこの支点を用いた社会課題の解決方法では、一般社団法人セオリー・オブ・チェンジ・ジャパンの田辺大さんに、大変お世話になりました。紙面をかりて感謝申し上げます。

まだ道半ばではありますが、困難な時代だからこそ、夢を語りたいと思います。苦しい時代だからこそ、苦しむ人の力になりたい人も増えていきます。

その志のある仲間とともに、苦しみがありながらも希望のある日本を作りたいと願っています。

わかってくれる人に
なるために

苦しんでいる人は、自分の苦しみをわかってくれる人がいると嬉しい、と紹介してきました。そして、苦しむ相手から見てわかってくれる人になるためには、聴くことが大切であることも紹介しました。

では、どのように聴くとよいのでしょう。

「大事な試合に自らの失敗で負けた友人が落ち込んでいます。あなたは何をするとよいと思いますか？」

という質問をすると、失敗の理由を説明することよりも、元気になれと励ますことよりも、聴くことが大切であると、多くの人が答えます。

これは大人だけではなく、小学生のいのちの授業で行っても、ほぼ同様の結果です。

聴くことは、苦しむ人と関わる上で大切であるということは、多くの人が知っています。

しかし、たとえ聴くことが大切と知っていても、多くの場合、イメージするのは①「自分の知りたいことをわかるための聞き方」であり、②「相手から見て、わかってくれる人になるための聴き方」ではありません。

気づいた人もいると思いますが、私は「きく」という言葉を使うとき、「聴く」と「聞く」と漢字を使い分けています。①自分が知りたいことをきくときには「聞く」を用い、②相手から見て、わかってくれる人になるためにきくときには「聴く」をあてています。

少しややこしいので、きちんとここは図で説明してみたいと思います。

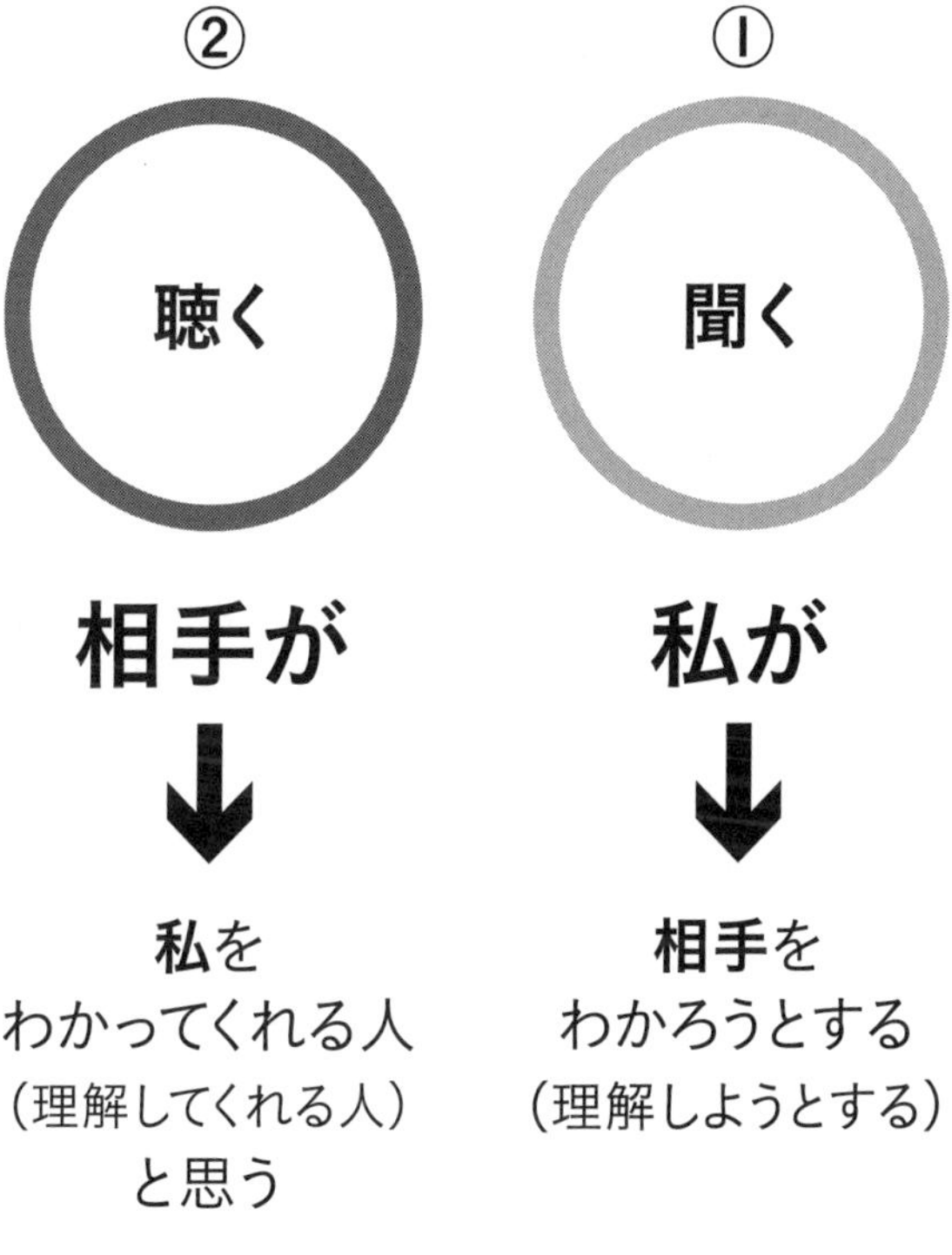
①
聞く
私が
相手を
わかろうとする
（理解しようとする）
②
聴く
相手が
私を
わかってくれる人
（理解してくれる人）
と思う

①と②の違いはわかるでしょうか？

①は、私が主語ですが、②は相手が主語になります。そして、一般的に私たちが苦しむ誰かの話を聞くときには、①が多いのです。

たとえば、こんな聞き方です。

「痛みはありませんか？」

「夜は眠れていますか？」

「ご飯は食べていますか？」

苦しみは、大きく二つに分けられます。解決ができる苦しみと、解決が難しい苦しみです。解決ができる苦しみであれば、解決のために最善を尽くすのは理にかなっています。医療に限らず、私たちは、目の前で苦しむ人へ、必要な支援を行うことでしょう。相手をわかるため（理解するため）、自分の知りたい情報を聞くことは、医療の世界では日常的なことです。正しい診断と適切な治療を提供するために、必要な情報を集めることは大切です。

しかし、すべての苦しみは解決できるとは限りません。どれほど心を込めて誠実に関わったとしても、解決が難しい苦しみは残り続けます。

特に新型コロナウイルス感染拡大が社会に与えた苦しみは、解決できる苦しみよりも、解決が難しい苦しみの方が大きいことでしょう。だからこそ、わかってくれる誰かが、それぞれの地域で必要になります。

相手から見て、わかってくれる人になるための聴き方

皆さんに紹介したいことは、①「自分の知りたいことをわかるための聞き方」ではなく、②「**相手から見て、わかってくれる人になるための聴き方**」です。

専門的な言葉で、この聴き方を**援助的コミュニケーション**と呼んでいます。

援助的コミュニケーションの基本的な考え方を五つのステップで紹介しましょう。

第一のステップ

大切なことは、目の前で誰かが苦しんでいるのであれば、その人のことを心配して、気づかい、観察することです。それがなければ、何も生まれません。大丈夫ですか？　と**相手を案じることは、すべての始まり**です。一番悲しいことは、目の前に苦しむ人がいても無視をすることです。愛の反対は、無関心ですと、57ページでマザー・テレサの言葉を紹介しました。

もし、苦しむ人の力になりたいと思うのであれば、すべての始まりは、相手を気づかうことです。

第二のステップ

相手を気づかうことは、苦しむ人の力になる上で、最初の一歩です。しかし、どれほど心を込めて相手の苦しみを観察したとしても、相手の苦しみのすべてをわかることはできません。

実は、この視点がとても大切です。なぜならば、聴くことの難しさの一つは、**人は相手の苦しみをわかったと思ったとき、相手の話を聴かなくなる**からです。すでに相手の情報が手元にあり、下調べをしているとき、相手の話を聴かなくても、わかった気持ちになってしまいます。

常に意識したいことは、私は、相手から見て、他人であり、相手のすべての苦しみをわかることはできないと、肝に銘じることです。

第三のステップ

どれほど心を込めて気づかい、観察をしても相手の苦しみをすべてわかることはできません。そこで、誰が理解するのか？　という視点で、発想の転換を行います。

つまり自分が相手を理解するのではなく、**相手が自分を理解してくれたと思うことを大切にする**のです。

多くの人は、自分が相手をわかることが大切と考えています。しかし、ここでは、相手が自分のことをわかってくれる人と認めてくれることを大切にすると発想を転換するのです。この発想の転換が腑《ふ》に落ちれば、どれほど大きな苦しみをかかえた人であっても、関われる可能性が見えてきます。

第四のステップ

いのちに限りがある人との関わりから学んだ最も大切な言葉「**苦しんでいる人**

は、自分の苦しみをわかってくれる人がいると嬉しい」をここで紹介します。

たとえ、相手の苦しみをすべてわかることなどできなくても、相手から見て自分が、わかってくれる人になれるのであれば、気持ちが穏やかになっていく可能性が見えてくるからです。

第五のステップ

第一から第四までのステップを通して、あらためて問います。どんな自分であれば、相手から見て、わかってくれる人になれるのでしょうか？……と。相手から見て、自分が、わかってくれる人になるためには、励ましではなく、説明でもなく、聴いてくれる自分が大切となるのです。

少し理論的な話を紹介しましたが、この考え方さえつかんでおけば、私たちは、苦しむ人から見て、わかってくれる人になれるでしょう。この考え方を心に刻むために、私は、エンドオブライフ・ケア協会の二日間研修では、次の五つの呪文を受講生に暗記してもらっています。

援助的コミュニケーションの理解を深めるための五つの呪文

①私が相手を理解しようとすることは大切。
②しかし、私は相手を百％理解することはできない。
③相手が私をわかってくれる人（理解してくれる人）と思う可能性がある。
④苦しんでいる人は、自分の苦しみをわかってくれる人がいると嬉しい。
⑤どんな私であれば苦しむ相手から見て、わかってくれる人（理解してくれる人）になれるか。それは、聴いてくれる私。

聴き方の具体的方法

わかってくれる人がたった一人いるだけで、世の中はまったく違って見えてきます。苦しんでいた人から見て、私たちがわかってくれる人になるためには、聴くことがとても大切です。

しかし、「聴く」という援助は、とても奥が深いものです。自分が知りたいことを聞くのではなく、相手から見てわかってくれる私になるための聴き方とは、どのような聴き方なのでしょうか。

なるべくシンプルに、聴き方の極意を紹介したいと思います。

（一）相手が伝えたいメッセージをキャッチしようとする

苦しんでいる人は、自分の伝えたいメッセージを伝えようとします。聴き手である私は、相手の伝えたいメッセージに気づくことが大切です。というのも、苦しんでいる人は誰にでも、自分の苦しみを話すとは限らないからです。苦しんでいる人は、話す相手を選んでいます。わかってくれそうな人には心を開き、話をしますが、わかってくれそうでない人には心を閉ざし、話もしてくれません。

いじめにあって苦しんでいる子は、誰に自分の苦しみを言うことができるでしょう？　何かのきっかけで学校に行けない苦しみを、親や先生に素直に心を開いて話すでしょうか？　もしわかってくれる人として認めてもらわなければ、いくら私たちが心配して、苦しむ子の話を聴こうとしても、

「大丈夫だから、私にかまわないで」

と、心を開こうとはしません。

１２１ページで紹介した親の介護で悩むＭさんの苦しみも同じです。介護している親に優しい言葉をかけないといけないと頭ではわかっていても、同じ問いを繰り返し聞いてくる親にむかって、つい声を荒らげてしまいます。

親の介護に関する苦しみを、娘さんは、同じ職場の仲間に打ち明けることができるでしょうか？　いくら会社の人事部から、親の介護で悩みがあればいつでも

相談してくださいと言われても、職場の仲間に迷惑をかけたくない思いから一人で悩み苦しんでいる人は少なくありません。

今まであたりまえであった日常が、新型コロナウイルス感染拡大のため、一変してしまった人がいます。仕事を失い、生きる意味を失い、絶望で苦しむ人に、わかってくれる誰かはいるのでしょうか？　誰にも自分の苦しみに気づいてもらえず、一人で悩み苦しんでいる人は、私たちの近くにもいるかもしれません。

私たちは、相手の苦しみに気づくことが大切です。

そのためにも、苦しむ相手が伝えたいメッセージをキャッチしようとすることが、とても大切になります。

(二) 相手が伝えたいメッセージをキャッチできたら、言葉にする

相手が伝えたいメッセージをキャッチできたら、それを言葉にします。

相手が久しぶりに同窓会で幼なじみに会って嬉しかったことや、久しぶりに体

を動かしたら、気持ちが良かったことなど、相手の伝えたいことを、会話を通してキャッチできれば、その内容を言葉にすることは、それほど難しくはありません。

このとき、顔の表情も大切にします。相手の顔の表情や取る態度にも、非言語的なメッセージが含まれています。その一つ一つを相手が伝えたいメッセージとして大切にします。

しかし、実際の現場は、もう少し複雑です。というのも、必ずしも話を聴きたい相手が話ができるとは限らないからです。

具体的には、脳梗塞の後遺症で話ができない人もいます。認知症のため、家族の顔も忘れてしまい、意思の疎通が難しい人もいます。まもなくお迎えが近くなる人も同様です。

一般的に、お迎えが近くなると、徐々に眠る時間が増えていきます。そして、あるときには、ほとんど深い眠りの中で時を過ごすことになります。

このように、いのちが限られた人であっても、その人が伝えたいメッセージもキャッチできることができればよいですよね。

そんな際に役立つのが、「もし、本人が話せる状態ならば、何を伝えたいであろうか？」と思いをはせる**「推定意思」**という方法です。

推定意思の理解を深めるため、旅先で家族に買うお土産を例として考えてみましょう。

あなたは、旅先で、家族にお土産を購入することにしました。そのときに、もしここに家族がいたら、何を選ぶであろうか？　と思いをはせます。

その人が甘い物が好きであれば、甘い物を選ぶことでしょう。その人が、アルコールが好きであれば、アルコールを選ぶことでしょう。食べ物よりも健康を意識する人であれば、健康に良いと思うものを選ぶことでしょう。

このように、本人の今までの人生で生きてきた一つ一つを振り返りながら、何を大切にされてきた人なのか、何を重要と思っていた人なのか、本人が誇りに思うことや、今まで果たしてきた役割などをもとに、本人の意思を推定するのです。

（三）伝えたいメッセージを言葉にできたら、その言葉を相手に返す

相手が伝えたいメッセージを言葉にできたら、その言葉を相手に返します。

たとえば、相手が「昨日の夜、眠れませんでした」と言った場面を想定しましょう。

どのように言葉を返すと、相手から見てわかってくれる人になれるでしょうか？

相手が「眠れない」と言ってきたら、「その理由は、昨日の昼間、ずっと寝ていたからですね」とか、「では、今晩は、お医者さんから睡眠導入剤を増やしてもらうようにお願いしますね」と答えたくなる人もいるでしょう。
何か質問されたならば、答えたくなる思いになるからです。

しかし、この返し方では、私たちは、相手から見てわかってくれる人にはなりません。

わかってくれる人になるための聴き方は、**相手の伝えたいメッセージを言葉にして返す**ことです。

この場合、相手が言いたいことは、〝昨日の夜、眠れなかった〟です。ですから、その言葉を相手に返すと「昨日の夜、眠れなかったのですね」となります。

いかがでしょうか？　基本的な考え方は、それほど難しくありません。

嬉しい内容や、楽しい内容であれば、その伝えたい内容を「嬉しかったのですね」「楽しかったのですね」と言葉にして返すことは、それほど難しくはありません。

ところが、悲しい内容や、苦しい内容となると、話は一変します。

「なんでこんな目にあうのだろう」

「みんなに迷惑をかけるぐらいならば、消えてしまいたい」

苦しむ人から、このような話を聴くと、私たちは、つい「大丈夫、みんなも頑張っているから」とか、「迷惑なんてかけていないよ、大丈夫だよ」と返事をしてしまいます。

私は、永年にわたり、いのちが限られた苦しみをかかえた人と関わってきました。そこで学んできたこととは、どれほど医師という資格を持っていたとしても、すべての病気を治すことはできないという事実でした。

今までできていたことが一つ一つできなくなっていく苦しみをかかえ、絶望に思える人が、少しでも穏やかになれるとすれば、励ましでも慰めでもなく、ただわかってくれる誰かの存在です。

もし、あなたが大きな苦しみをかかえていたとしても、あなたの苦しみをわかってくれる誰かが一人いるだけで、世の中は違って見えることでしょう。

たとえ相手がどれほどマイナスの気持ちを話していたとしても、そのマイナスの気持ちを言葉にして、相手に返してください。

それは、聴く私たちも、一緒にその苦しみを味わうことになります。しかし、一緒に苦しみをわかちあえる誰かがいるからこそ、人は絶望の中で小さな灯を見つけることができるのです。

「なんでこんな目にあうのだろうか……と、感じているのですね」

「みんなに迷惑をかけるぐらいならば、消えてしまいたいと思われているのですね……」

頭では言葉を返すことは知っていても、実際にこのようにマイナスの言葉を返すことをためらう人は、少なくありません。まるで、相手の気持ちを認めてしまうように感じるからです。

たとえるならばこんな感じです。

「私も以前から思っていました。あなたが、みんなに迷惑をかけているし、私も、あなたが消えてしまった方がよいと感じていました……」

しかし、これはまったくの誤解です。

相手の話を聴くということは、私も同じということではありません。いつも心に留めるのは、**話す相手を主語にした話の聴き方**だからです。

「（あなたは）みんなに迷惑をかけるぐらいならば、（あなたは）消えてしまいたいと、（あなたは）思われているのですね……（私は、そうは思わないけれど）」

という聴き方なのです。

繰り返しになりますが、ここでこだわりたいことは、苦しんでいる人は、自分の苦しみをわかってくれる人がいると嬉しいということです。

わかってくれる人は、問いに答える人でも、何か気の利いたアドバイスをする人でもありません。

たとえ苦しくても、その思いをじっとそばにいて、たとえマイナスの気持ちであったとしても、否定をせずに、伝えたいメッセージをきちんと言葉で返しながら聴いてくれる人です。

ちょっとした勇気さえあれば、私たちは、苦しむ人のそばで耳を傾け、わかってくれる人（理解してくれる人）になれます。

その人たちが、これからの時代、希望の灯となるでしょう。

おわりに

なぜ、人は苦しまないといけないのでしょう？

母が高校の養護教諭という仕事をしていたこともあり、私は幼い頃から、保健室で働く母の背中を見て育ちました。その影響もあって、小学校での六年間は、ほとんど保健委員として過ごしました。

誰かが苦しんでいるのであれば、苦しむ人の力になりたいと、あたりまえのように考えていました。その一方で、なぜ人は苦しまないといけないのか？　と、心の中でずっと問い続けていました。気づくと医師としてホスピス・緩和ケアの世界で働くようになっていました。

二〇二〇年は、世界大戦以来の有事の状況となりました。新型コロナウイルス感染拡大は、人の命だけではなく、世界の経済にも大きな負の影響を与えました。

そして、感染拡大の影響から様々な社会活動を自粛する動きとなりました。

私も、二〇一五年に有志とともに設立した一般社団法人エンドオブライフ・ケア協会の活動を自粛することになりました。数年後に訪れる超高齢少子多死時代にむけて、それぞれの地域で人生の最終段階に関わる担い手を一人でも多く育てたいと考え、二日間の集合研修を毎週のように実施してきました。

しかし、二〇二〇年二月十六日を最後に、予定されていた研修もすべてキャンセルすることになりました。

なぜ、数年後に訪れる超高齢少子多死時代までの限られた貴重な時間に、二日間研修ができないのか？

なぜ、全国各地で研修の準備を行い、会場を押さえたのに、学ぶことを希望する人の研修をキャンセルしなくてはいけないのか？

なぜ、人はこれほどまでに苦しまなくてはいけないのか？

　何度も心の中で叫びました。

　しかし、どれほど心の中で、ウイルスに文句を言っても、社会は一つもよくなりません。

　ならば、今の世の中にむけて自分にできることはないだろうか？　と問うようになりました。もちろん、めぐみ在宅クリニックとして診療にあたることは言うまでもありません。

　しかし、関わることができる一部の人だけで満足するのではなく、自分の手の届かない苦しむ誰かのために、何かできることはないだろうか？　と考えました。そして、今まで死と向き合い、絶望の中で苦しむ人との関わりから学んだエッセンスを、多くの人に伝えることができないかと考えました。

この書籍の企画にあたっては、幻冬舎の片野貴司さんには、大変お世話になりました。思えば、片野さんは、私の活動に関心を寄せていただき、めぐみ在宅クリニックで開催している地域緩和ケア研究会にも出席していただいたこともありました。いつかは一緒に仕事をしたいと思っていましたが、このような形で仕事ができるとは思いませんでした。出会いに心から感謝です。

エンドオブライフ・ケア協会の活動も集合研修を自粛する一方で、オンラインでの研修再開を模索していました。

こだわってきたのは、「なんで私がこんな病気にならなければいけないのですか?」「家族に迷惑をかけるならば、はやくお迎えが来てほしい」という言葉を前にしても、誠実に向き合い、援助者として関わることができる即戦力となる研修でした。

具体的には一対一のロールプレイであり、援助を言葉にする力を学び具体的な方策を話し合う事例検討です。

しかしオンラインでの研修は、集合研修と異なり、小グループに分かれると、講師の細かな指示が受講生には届きません。それが大きな壁となっていました。

その壁を壊してくれたのは、この五年間で出会い、志をともにする、夢を追いかけてくれる仲間たちでした。オンラインでの研修でも、受講生三人に二名の認定ＥＬＣファシリテーター（メインとサブ）が入ることで、集合研修に負けない質の高い学びの場を提供することができるようになり、二〇二〇年七月から再開することができました。

医療・介護向けの担い手作りの道は開かれました。しかし、医療と介護だけでは社会は変わりません。今の社会で苦しむ人は、決して医療と介護の世界だけにいるのではないからです。そのためにも、たとえ不条理で、理不尽な苦しみをかかえたとしても、心折れずに、たおやかな心を持ち、困難な時代の中で生きようとする人が必要となります。

そのような思いから「折れない心を育てる　いのちの授業プロジェクト（ＯＫプロジェクト）」が始まり、＃コロナ４Ｃチャレンジ（コロナ・コミュニティ・ケア・チャレンジ）が生まれました。まだその輪は小さいものですが、それぞれの地域で、コロナ禍で苦しむ人への支援の輪が広がってきています。

この活動で誇りに思うことは、補助金や助成金に依存せずに活動を続けてきたことです。その背景には、各地で苦しむ人の力になろうとする人たちが少しずつ集まり、それぞれの場所で、自ら学び、自ら教えあう仕組みがあるからです。

厳しい時代だからこそ、志のある人材が必要です。苦しむ人が増えるということとは、苦しむ人の力になりたいと思う人も増えていくことです。

しかし、何を学ぶと、苦しむ人の力になれるのかは、大きな課題です。安易な励ましや説明では、解決できない苦しみをかかえた人への援助にはならないからです。

この本は、あくまで一般書であり、援助職にむけた専門書ではありません。

それでも、苦しむ人と関わる上での大切なポイントを紹介しました。さらに学びを深めたい方は、是非、その志を持って学び続けてください。

いつか、その小さな灯が集まり、大きな光となって、それぞれの地域を照らし続ける時代が来ることを夢見ています。

最後になりましたが、この活動を展開する上でお世話になったすべての皆さんに感謝します。

特にエンドオブライフ・ケア協会業務執行理事の千田恵子さんには、法人立ち上げから細かな運営に至るまで、ご尽力いただきました。どれほど私に専門的な知識があったとしても、組織を運営することはできなかったでしょう。

週末の二日間研修のあいだ、めぐみ在宅クリニックの診療を守ってくれたスタッフにも感謝です。このような人材育成の活動を許してくれた家族にも感謝です。

そして、このミッションを与えていただき、医師としての道を与えていただいた神様に心から感謝です。

新型コロナウイルス感染拡大という未曽有の有事にあって、たとえ困難な社会であっても、自分自身の困難と向き合い、苦しむ誰かの力になれる人が増えていくことを、心から願います。

二〇二〇年八月吉日

小澤竹俊

〈著者プロフィール〉

小澤竹俊（おざわ・たけとし）

めぐみ在宅クリニック院長／一般社団法人エンドオブライフ・ケア協会代表理事。
1963年、東京都生まれ。87年、東京慈恵会医科大学医学部医学科卒業。91年、山形大学大学院医学研究科医学専攻博士課程修了。
救命救急センター、農村医療に従事した後、94年より横浜甦生病院ホスピス病棟に勤め、96年、病棟長となる。2006年、めぐみ在宅クリニックを開院。これまでに3500人以上の患者さんを看取ってきた。学校での「いのちの授業」や、人生の最終段階を迎えた人を支えることのできる人材育成プロジェクトを展開、15年には一般社団法人エンドオブライフ・ケア協会を設立。理事に就任し、各地で「エンドオブライフ・ケア援助者養成講座」の講師を務めている。著書に『今日が人生最後の日だと思って生きなさい』（アスコム）等がある。

苦しみのない人生はないが、
幸せはすぐ隣にある

2020年9月15日　第1刷発行

著　者　小澤竹俊
発行人　見城 徹
編集人　福島広司
編集者　片野貴司

GENTOSHA

発行所　株式会社 幻冬舎
〒151-0051　東京都渋谷区千駄ヶ谷4-9-7
電話　03(5411)6211(編集)
03(5411)6222(営業)
振替　00120-8-767643
印刷・製本所　株式会社 光邦

検印廃止

ISBN978-4-344-03675-8　C0095
幻冬舎ホームページアドレス　https://www.gentosha.co.jp/

この本に関するご意見・ご感想をメールでお寄せいただく場合は、
comment@gentosha.co.jpまで。